医者が教える

心と体が
本当にととのう

サウナ習慣

順天堂大学医学部教授
小林弘幸 著

まえがき

5年間のサウナ生活で私が確信したこと サウナとは「血管の筋トレ」である

いま、日本は空前のサウナブームを迎えています。

私自身がサウナに入るようになったのは、いまからおよそ5年前のことです。人生初のサウナ体験では、そのあまりの熱さに一瞬戸惑いを覚えましたが、熱気に包まれて座っているうちに、じんわりと体がほぐされるような気持ちよさを感じました。

当時の私は、サウナに3分程度しか入れませんでしたが、それでも「サウナ→水シャワー」を2〜3回くり返してから休憩してみると、**体の中にやさしさが満ちていくような幸福感……なんともいえない気持ちよさを実感**できました。

長年、自律神経と腸の研究を続けてきた私は、この日からサウナによる自律神経への効果について考えるようになったのです。

それから5年間、ほぼ毎日サウナに入り続けているうちに、さまざまな気づきがありました。ひとつは、**サウナと呼吸の関係**です。サウナに入る習慣を始めた頃の私は、サウナの熱気に負けて息を止めてしまいがちでした。実は、息を止めてしまうと、自律神経の働きはガクンと弱くなってしまいます。

「サウナによる健康効果を高める呼吸法はないだろうか？」

そんな疑問から生まれたのが、Part2で紹介している**「3《さん》・6《ろく》呼吸法」**です。サウナで、3・6呼吸法を実践してみると「ととのい」のレベルがグンとアップする実感があり、**日中の活動が軽やかに感じられるほど、体調がよくなった**のです。

パフォーマンスが向上したのは、体力だけではありません。あきらかに脳の働きもよくなったのです。大学の研究室にいるときにも、**頭がすっきりと明晰《めいせき》になっている**ことに気づきました。

「サウナの効果で血液の流れがよくなり、**脳の血流量が増えている**に違いない」

このとき、私はそう確信しました。かつての私のようにサウナで息を止めてしまう人は、本書を参考に呼吸法を変えてみてほしいと思います。

現在の私のルーティンは、1回7分のサウナと水シャワーのコンビネーションです。

その7分という時間を有効活用して、**簡単なストレッチ**も試すようになりました。

すると、あきらかに**筋肉や関節の動きがしなやかになりました。また、温かい環境で体を動かすことで腸も刺激され、腸内環境も改善**されました。**味覚も鋭敏になって食事がおいしく、お通じもいままで以上にスムーズ**になりました。


このように、5年間のサウナ生活が私にもたらしたもの……そのすべてをまとめたものが本書です。健康に関する私の理念は、**健康とは「血流がよいこと」である**ということなのですが、サウナによる健康効果の源泉もまた、血液の流れをよくすることにあります。


サウナとは「血管の筋トレ」なのです。

本書によって、サウナに親しむ人が増え、ひとりでも多くの人がいまより健やかになることを祈っています。

巻頭特別企画

医学的に正しいサウナの入り方で心と体をととのえた人たち

仕事のパフォーマンスを向上させたい、生活習慣病や肥満、便秘、疲労感、不眠など、さまざまな不調を改善したい、そんな人たちが体験した小林式「サウナ習慣」の驚くべき効果とは？

増補改訂版である本書が刊行されるにあたり、私が推奨するサウナ・メソッドを実践した20〜40代の人たちの声を集めてみました。その中から、男女４名の体験談をご紹介し、医師であり、自律神経の専門家でもある私の立場から見解を述べてみたいと思います。

私自身、毎朝サウナに通う日々を続けていますが、すっかり当たり前の習慣と化してしまい、サウナなしの人生など想像すらできません。大きな病気をすることもなく、体調はすこぶる健康を維持しています。

毎朝、サウナに入ってから出勤し、病院の仕事や研究時には、すっきりと冴えた頭脳で取り組み続けています。サウナライフは、ますます私を元気に幸福にしてくれています。

さて、４名のみなさんは、どのような体験をされたのでしょうか。

望月賢太郎さん（仮名）　男性・27歳・大手食品メーカーの商品開発部門に勤務

学生時代は野球部に所属し、社会人になってからも毎日スポーツクラブに通っていて、筋トレやジョギングなどを欠かさない日々です。子どもの頃から運動するのが好きなので、太ったりしたことはありません。現在も、いわゆる「細マッチョ」と呼ばれる体型を維持しています。健康上の悩みはほとんどなく、強いていえば、毎晩ハイボールを飲み過ぎるせいか、**軟便が続くことぐらい**でした。

近年のサウナブームで、特にビジネス・エリートと呼ばれる多くの著名人が「**仕事のパフォーマンスが向上する**」と語っていることから強く興味を持ちました。いつも入浴は、運動後にシャワーを浴びて済ませてしまう感じで、もともと湯船に浸かる習慣すらなく、サウナには数えるほどしか入った経験がありませんでした。

そんな中、小林先生が推奨するサウナの入り方を知り、お医者さんが勧めるならやってみようと思ったのです。サウナは、いつも通っているスポーツクラブに併設されているので、手軽に始められました。

実践した内容は、毎朝出勤前にスポーツクラブに立ち寄り、**「サウナ5分＋水シャワー」を2回くり返してから出社します**。また、退勤後にもスポーツクラブに行って、昔からの日課である筋トレやジョギングなどの運動をしたあとに、また「サウナ5分＋水シャワー」を2回くり返すというメニューです。その後は、ほぼ外食で夕食を摂って就寝……というルーティンです。休日は、平日の夜と同じ運動＋サウナを午前中におこない、あとは自由に過ごしています。平日、休日ともに夕食時のハイボールは欠かしていません。

サウナを体験してみて、すぐに効果を実感しました。まず、仕事中に**頭がすっきり冴えます**。この「冴える」という感覚は、「なんとなく視界がくっきり、色鮮やかに感じる」「頭の中に考えや言葉が明確にスラスラと浮かび上がる」というイメージです。

また、**軟便も治っていて**、飲み会で飲み過ぎたとき以外はおなかを下さなくなりました。

小林先生から一言▼望月さんが体験された「頭が冴える」という感覚は、サウナによって血行が促進され、脳内の血流量がアップした結果だと推察します。脳内の血流量が増えると、その分、酸素や栄養が多く届けられるため、脳の活動がより活発になるのです。くわしくは、157ページで解説しています。また、軟便が改善したのは、サウナの効果で腸の働きが良化したからでしょう。

篠原高志さん（仮名）　男性・40歳・フリーランスのデザイナー

フリーで本のデザインの仕事をしています。事務所を構えているわけではなく、いつも自宅でひとり作業をする毎日です。仕事のペースはバラバラで、急ぎの仕事や雑誌ページの締め切り前などは、徹夜をすることもあります。逆に昼間はゆっくり過ごせることもあります。生活習慣はどうしても不規則になりますが、ガーッと一気に仕事に集中し、終わるとのんびり過ごせる暮らしぶりは自分には合っていると思うので、決してつらいわけではありません。

40歳になってからのある日、無料で健康診断を受診できるという案内が送付されてきました。フリーに転身後、一度も健診を受けていなかったので、「無料で受けられるのであれば……」と思い、すぐに受診してみました。

すると、以下の**5つの項目で「要注意」と診断されてしまいました**。BMI27・0、血圧139／88㎜Hg、HDLコレステロール38㎎／dL、LDLコレステロール140㎎／dL、中性脂肪160㎎／dLです。BMIの数値が示しているとおり、私は**肥満体型であることが悩み**でしたが、こうして自分が生活習慣病の予備軍であることが数値で示されると「このままではヤバい……」と感じました。思えば、最近は**疲労を感じることがよくあり、しっかり眠っていても疲れがとれない**ことがありました。

書店で小林先生のサウナの入り方に関する本を知り、サウナで体質改善を始めてみようと思いました。ただ、早速近所のスーパー銭湯でサウナに入ってみたのですが、肌を焼くような熱気に耐えられず飛び出してしまったのです。仕方なく、低温のミストサウナに入ってみたところ、幸いこちらはとても気持ちよく感じました。

そこでスーパー銭湯の回数券を購入し、2、3日に1回のペースで通いました。ミストサウナはいつも空いているので、小林式「3・6呼吸法」（90ページ参照）と「サウナ・ストレッチ」（94ページ参照）を実践しながら入るようにしました。食事は朝、昼はいままでどおりに摂りますが、**サウナ後の夕食は、生野菜だけをバリバリたくさん食べて寝るようにしました**。

3カ月続けたところ、**5キロのダイエットに成功し**、自費で健診を受けてみると**5つの数値がすべて改善されていました**。疲労感もなくなり、サウナ習慣が欠かせなくなりました。

小林先生から一言▼篠原さんは、ドライサウナが苦手なようですが、ミストサウナでも同じ健康効果は期待できます。夕食を生野菜だけにした（166ページ参照）のは、特によかったと思います。サウナで汗をかくと生野菜はことさらにおいしく感じられ、水分補給にもぴったり。野菜に豊富に含まれる食物繊維により腸内環境も改善され、体調がV字回復したのでしょう。

岡倉めぐみさん（仮名）　女性・36歳・IT企業の総務部に勤務

フルタイム勤務で会社員をしています。会社はIT企業ですが、コロナ禍になってから開発やエンジニアの人は在宅勤務が多くなり、所属する総務部はほぼ毎日18時の定時で退勤できるようになりました。

自宅に帰っても特にやることがないので、夕食後はスマートフォンでＹｏｕＴｕｂｅやサブスクの動画をひたすら見続けることが多くなりました。そんな生活を数カ月送っていたところ、**常時目に疲れを感じるようになり、ドライアイもひどくなってしまいました**。睡眠も浅くなってしまったようで、**夜中に何度も目が覚め、目覚めが悪くなりました**。起床後も体から疲れが抜けず、だるくて重たい体を引きずるように出社する日々でした。「こんな生活はよくないな……」と反省し、２０２２年春に自宅の最寄り駅近くのスポーツクラブに入会しました。30代になってから徐々に体重が増えてきたので、ダイエットにもなるだろうと考えたのです。

それから退勤後にはスポーツクラブに行き、エアロバイクやランニングマシン、クロストレーナーで1時間ほど汗を流すようになりました。お風呂場に設置されているサウナを見て「そういえば、サウナブームだったよね……」と思いつき、効果的なサウナの入り方をいろいろと勉強しているうちに小林先生のサウナの入り方を知りました。

サウナは、**自律神経に適度な刺激を与え、そのバランスを整えることでさまざまな健康効果が得られる**とのことで、積極的にサウナに入るようになりました。いろいろな入り方を試しましたが、結局、私のサウナ・ルーティンは、「ジャグジー15分＋ドライサウナ5分＋水シャワー」を3回くり返すということに落ち着きました。帰宅後は、大好きなわかめをサラダや酢の物、スープなどにしてたっぷり食べ、最後にパンかおにぎりを1個いただいています。そんな生活を6カ月続けてきましたが、**7キロのダイエットに成功し、とてもよく眠れるようになりました。**スマートフォンを眺めている時間が短くなったこともあり、**ドライアイの症状もすっかり改善されました。**

小林先生から一言▼岡倉さんの食事の摂り方は、理想的です。夕食にパンやごはんなどの炭水化物を摂ると太りやすいのですが、食物繊維の塊といっても過言ではないわかめをたっぷり食べてから炭水化物を摂ることで、上手に糖質の吸収を抑えています。また、ドライアイの症状が改善されたのは、サウナが関係しています。サウナによって自律神経のバランスが整い、血行が促進され、目の毛細血管に十分に血液と水分が行き渡るようになったのでしょう。

麻生遥さん（仮名）　女性・21歳・フリーター

両親と3人で実家暮らしをしているフリーターです。仕事は、親戚が経営している近所のコンビニエンスストアでアルバイトをしています。

20歳を超えてからは私もよく深夜勤務をするようになりました。夜働くことは、まったくつらくないのですが、深夜勤務をするようになってから、**便秘と冷え性、乾燥肌**

がひどくなったように思います。

また、明け方に家に帰ってもすぐには眠くならず、昼間に十分な睡眠をとっても、**熟睡できている感じがしませんでした**。

そんなある日、友達からサウナに誘われて、1泊旅行で東京都内のサウナ付きのホテルに宿泊しました。そのホテルには、ドライサウナやスチームサウナがついていて、宿泊中は入り放題でした。初めてドライサウナに入ってみると、体全体がじんわりと芯まで徐々に温まってくる感覚に、ボーッと陶酔してしまうような気持ちよさを感じました。

また、何度もサウナに入ってからベッドに入ると、すぐにぐっすりと深い眠りに落ちて、アッという間に朝を迎えてしまったのです。目覚めもすっきりで、体も軽くなりました。

サウナの虜《とりこ》になってしまった私は「もっとサウナに入りたい！」と思い、最寄り駅にある24時間営業のスポーツクラブに入会しました。そのスポーツクラブは、マッチョな人が集まる有名なジムですが、私の目的はサウナだけです。コンビニの夜勤を終えると、そのままスポーツクラブに駆けつけ、「サウナ7分＋水シャワー」を飽きるまでくり返します。

夜勤後にスポーツクラブのサウナに通うようになると、昼間でもぐっすり眠れるようになり、**しっかりと疲れがとれるようになりました**。**お通じも快調です**。また、就寝中に手足が冷えなくなり、**冷え性に悩まされることもなくなりました**。肌にもツヤと潤いが戻り、最近はとてもいい感じです。

小林先生から一言▼麻生さんのように昼夜が逆転した生活をする人は、自律神経のバランスを崩しやすくなります。人間の体は、昼間に交感神経が優位になると活動的になり、夜に副交感神経が優位になると眠くなるようにプログラムされているからです。夜勤後にサウナに入ると、昼間でも副交感神経が優位に働いて、寝入りやすくなります。また、便秘や冷え性、乾燥肌などもサウナによって血行が促進されたことで改善したのでしょう。

自律神経は、「人体の司令塔」といっても過言ではないほど、私たち人間にとって大変重要な神経です。くわしくは、47ページで解説しますが、交感神経が優位になると血圧が上がり、副交感神経が優位になると血圧は下がります。

つまり、**自律神経こそが血液の流れをコントロールしている**わけです。

体験記を寄せていただいた4名のみなさんが抱えていた体の悩み、それはすべて自律神経のバランスの崩れやそれにともなう血流障害によって引き起こされていたといってもよいでしょう。**サウナには、自律神経のバランスを整えて、血行を促進する効果があるため、さまざまな体の悩みが解決できた**のだと思います。

また、サウナはダイエットにもよい効果を発揮します。サウナに入ることで減る体重は、体の水分が汗となって失われただけなので、水分を補給すると戻ります。しかし、**サウナによって体の代謝力を向上させれば、太りにくく、痩せやすい体質になる**ことができます。

サウナによる健康とダイエットの効果については、151ページでくわしく解説します。

医者が教える 心と体が本当にととのう サウナ習慣・目次

［注］高血圧など生活習慣病の持病がある方は、サウナを利用する前に必ず医師にご相談ください

プロローグ

なぜ、サウナで自律神経が整うのか？

Part 1

名医が認める！　サウナの絶大な効果

Part 2 医学的に正しい 本当のサウナの入り方

Part 3 血管だけじゃない！ サウナがもたらすトータルケア

Part 4
教えて小林先生！ サウナの疑問Q&A

STAFF
編集協力 西田貴史（manic）／イラスト MICANO／
カバーデザイン 小口翔平＋嵩あかり（tobufune）／本文デザイン&DTP 松田剛（東京100ミリバールスタジオ）

プロローグ

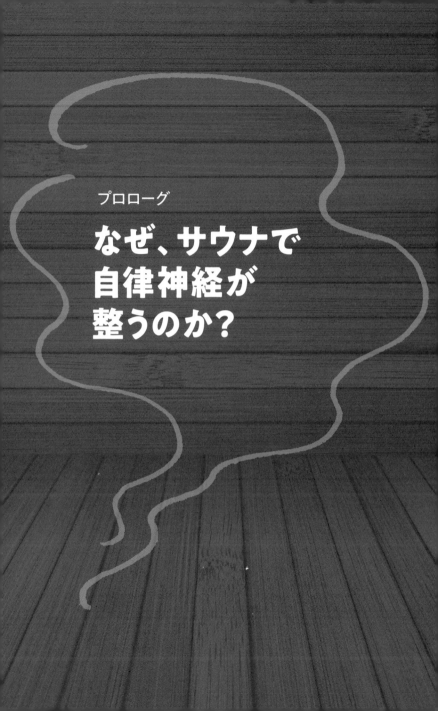

なぜ、サウナで自律神経が整うのか？

サウナブームが起きている2つの理由

この日本に空前のサウナブームが訪れるなんて、誰が予想できたことでしょう。

実は私自身も、5年ほど前にサウナの魅力に憑《と》りつかれるまでは、

「こんなに熱くて苦しいものが、健康にいいわけがない」

そう思い込んでいたのです。

そもそも日本人にとってのサウナとは、比較的年齢の高い男性を中心としてニーズを集めているものでした。

それも純粋にサウナを楽しむだけではなく、ときには冷たいビールをよりおいしく飲むための脱水の手段であったり、二日酔いを解消するためにアルコールを抜く荒療治だったりと、**サウナは医学的見地ではとても推奨できない誤った使われ方もされてきた**のです。

しかし、いまのサウナブーム下では、まったく違う様相を呈しています。

長年サウナに親しんできた中高年男性だけでなく、男女を問わず、多くの若い人たちが、いわゆる「ととのい」を求めて、サウナにやってきます。

この現象は、とてもよろこばしいことだと思います。


なぜいま、サウナブームが起きているのでしょうか？

その理由のひとつは、気軽にサウナを楽しめる環境が整ってきた……ということがあるでしょう。

旧来のサウナ施設や健康ランド、カプセルホテル、銭湯などだけでなく、スーパー銭湯やホテル、スポーツジムなど、いまは身近な各所にサウナが併設されています。

また、貸し切りにできるサウナ施設やサウナメインのスパ、アウトドアでも楽しめるテントサウナなど、新たなバリエーションも増えています。


もうひとつの理由は、現代人が強く求めているから……ということにほかなりません。

それはもちろん、２０１９年末から流行した新型コロナウイルス感染症の存在も無縁ではないでしょう。

数年にわたり**コロナ禍《か》に置かれたことによって、ストレスを感じることがより多くなり、私たちの心と体が「気持ちいい」という感覚を求めている**のです。

後述しますが、**私たちが「気持ちいい」と感じることには、自律神経の働きや腸から脳への指令伝達などが深く関与している**のです。

サウナには免疫力を向上させる効果も期待できるため、感染症対策のために私たちの体がサウナを求めている……というのはやや飛躍し過ぎかもしれませんが、近い将来そのようなエビデンスが発表されるという推測も、夢物語ではないかもしれません。

サウナがさびついた自律神経のスイッチを動かす！

自律神経とは私たちの意識とは無関係に働き続ける神経のことで、主に血管に沿って全身に張りめぐらされ、脳と各臓器とをつないでいます。

この自律神経が正常に働くからこそ、私たちは生きていける……いわば**「生命維持装置」となる神経**です。

たとえば、私たちの意識が及ばない睡眠中であっても、心臓は止まることなく鼓動《こどう》し続けていますし、その他すべての臓器も働き続けています。

24時間365日、私たちがあれこれ意識しなくても、自律神経が黙々と働き続けてくれるおかげで生命活動は維持されるのです。

この自律神経のバランスが崩れると、当然私たちの体にさまざまな不調が現れます。

いろいろな要因によって**乱れがちな自律神経ですが、そのバランスを整えるために、サウナは大変有効**なのです。

高温のサウナで体を温め、すぐに水風呂や水シャワー、外気浴によって体を冷やす……この**急激な温度差によって、自律神経に適度な刺激を与える**ことができます。

このとき、血管は一度ギュッと収縮してからすぐに拡張されるため、肉体疲労やさまざまなストレスによって滞《とどこお》りがちな血流がスーッと流れ出します。

複数回、サウナに入ることで、体を「温める→冷やす」がくり返されるため、血液の流れがスムーズになり、多くの不調が改善されて体の調子がよくなる……これが**「ととのう」と呼ばれる現象の正体**なのです。

私たちの体調は、血流の良し悪しによって大きく左右されます。その血液の流れをコントロールしているものこそが自律神経です。

肉体疲労や日々のストレスによって自律神経がさびついてしまった状態では、体の不調は改善されないまま蓄積し、思わぬ大病に陥《おちい》るリスクが増大してしまいます。

せっかくのサウナブームの到来です。

ぜひ、みなさんもお近くのサウナを上手に活用して、**自律神経のさびを落とし、血流がアップするスイッチをONにしましょう。**

私がサウナにハマったきっかけ

本書がきっかけとなってサウナにハマり、みなさんにはどんどん健康になっていただきたいと願ってやまないのですが、本編に入る前に私自身がサウナにハマったきっかけについて、簡単にお話しておきたいと思います。

私がサウナにハマったのは、親友であり実業家の本田直之さんの存在がきっかけでした。

彼はかなり前からサウナにのめり込んでおり、日本国内のみならず、世界各国のサウナをめぐっていて、その経験からビジネスパーソン向けに『人生を変えるサウナ術』（松尾大氏との共著。KADOKAWA）という本まで出版しています。

その本田さんから、私はサウナ話をしょっちゅう聞かされていたのです。

このプロローグの冒頭でも述べたとおり、当時の私はサウナについて、

「健康にいいわけがない」

と思い込み、決していい印象は持ち合わせていませんでした。

しかし、彼のサウナ話をくり返し耳にしているうちに、

「サウナって、本当にそんなにいいのかな？」

そう心が少し動いたのでした。


以前から私はあるホテルのスポーツクラブに通っているのですが、もちろんそこにもサウナや水風呂が完備されていました。

いままではサウナの前を素通りしていた私が、ついにサウナ室の分厚い扉を開くことになったのは、およそ5年前のことです。

正直、最初はサウナの熱気が耐えがたいものに感じましたし、水風呂の冷たさにも凍えそうな不安を覚えたものです。

しかし、サウナ初日であるにもかかわらず、我慢がいらない程度にサウナに入り、そのあと凍えそうな水風呂ではなく、水シャワーを浴びる……ということを2〜3回くり返してみると、なにやら**体の中に根源的なやさしさが満ちるような幸福感……その名状しがたい気持ちよさに気がついてしまった**のです。

長年、自律神経と腸に関する研究を続けてきた私ですので、そのときすぐにこう思いました。

「サウナには、どうやら自律神経のバランスを整える効果があるようだ……」

それから私は毎日ほぼ欠かさず、サウナに入ることが習慣となったのです。

しばらくサウナを続けるうちに、**朝にサウナに入ると心身ともに調子がよくなり、日中の脳のパフォーマンスが向上することを実感できる**ようになりました。

また、サウナには自律神経のバランスを整える効果だけではなく、体調の変化を察知して脳にさまざまな指令を出す、**いわば「司令塔の臓器」として働く腸にもよい効果を与える**ことがわかってきました。

実は「腸を温める」ことによっても、私たちはさまざまな健康効果が得られるのです。

サウナに5年間親しんでみて、私なりのルーティンもできました。

そのルーティンとは、**1回7分間サウナに入り、そのあとに水シャワーを浴び、休憩す**

る……**これを毎日（できれば朝に）2〜3回くり返す**というものです（水風呂ではなく、水シャワーを浴びるのは、私が通うスポーツクラブの水風呂の水温がサウナ上級者向けの低温で、私自身に合わないためです。私と同じ医師である加藤容崇さんの著書『医者が教えるサウナの教科書』（ダイヤモンド社）によれば、水風呂の最適な温度は16〜17度とのことですが、それと同程度の水温であれば私も水風呂を利用しています）。

また、**サウナに入っている7分間も有効活用**して、**自律神経を整える呼吸法を実践し、腸をはじめとして全身の組織に健康効果を得られる独自のストレッチ**も座ったままおこなっています。

その呼吸法とストレッチについては、Part2でくわしくご紹介します。

たった7分、されど7分。

1回たったの7分間、サウナに入る習慣を毎日続けていくうちに、体調がグングンよくなっていくことを実感できたのです。

ただし、このルーティンは私自身のものです。

もちろん参考にしていただくのは結構なのですが、私がみなさんにお伝えしたいのは、**それぞれのサウナルーティンを見つけてほしい**ということなのです。

「サウナ→水風呂→外気浴」を1セットにして3回くり返すことで、初めて「ととのう」ことができるというルーティンもあるようですが、人間の体には個人差があります。

私たちの体は、**体によいことをしているときに「気持ちいい」という感覚を覚える**ようにできていますが、**各人が気持ちよさを得られるラインは人それぞれ**です。

もっとサウナは自由でいいのです。

「気持ちいい」という感覚を道しるべにして日々サウナを楽しみ、**あなただけの「サ道」を見つけることによって、どんどん健康になっていただきたい**と願っています。

Part 1

名医が認める！
サウナの
絶大な効果

健康とは「血流がよいこと」である

「サウナがなぜ体によいのか？」をご説明する前に、そもそも「体によい」とはどういうことかについて考えてみましょう。

「何をどのように食べるのか？」という食生活、日中の活動のしかたや睡眠などの生活習慣、運動の習慣やストレス対策などについて、今日さまざまな健康法が提唱されています。

本書が陳列されている書店の健康本コーナーでも、あまたの本のタイトルが百家争鳴《ひゃっかそうめい》の状態となり、読者のみなさんはどの本を手にとるか、きっと迷ってしまったことでしょう。

もちろん、さまざまな健康法があってよいのですが、実は私が考える健康の概念とは、とてもシンプルなものです。

究極的にいえば、**健康とは「血流がよいこと」**です。

血液の流れがスムーズになれば、全身のすべてが健康になりますし、その逆に血流が滞ってしまえば、どんな健康法を実践しても意味がありません。

つまり、実践した健康法が効果的であったとすれば、それはその人の血流が改善されたということです。

「血流をよくする」効果とは、たとえば「胃腸にいい」とか「腰痛に効く」などという部分的なものではなく、それは**全身のすべての臓器や組織に好影響を与えるトータルケア**にほかなりません。


では、なぜ血流をよくすると全身のすべてが健康になるのでしょうか？

その答えは、血液が果たしている役割を理解すれば、おのずとわかります。

血液が果たしている最大の役割とは、全身の細胞組織に酸素や栄養を送り届けて、代わりに二酸化炭素や老廃物を回収することといえるでしょう。

血液の流れがスムーズであればこそ、全身の細胞組織は十分な酸素と栄養を得ることができますし、さらには老廃物が蓄積することなく、活発に生命維持活動をおこなうことができるのです。仮に血流が滞ってしまえば、全身の細胞組織において酸素と栄養が欠乏し、細胞内に老廃物がたまってしまうため、体にさまざまな不調が現れます。

体を守る免疫系に関しても、血液は重要な働きをしています。

血液の成分のひとつである白血球には、さまざまな種類の免疫細胞がありますが、この**免疫細胞は血液の流れにのって全身をめぐり、さまざまな不調や病気につながる病原体を探してパトロール**しています。

病原体を見つけると、不調や病気を未然に防ぐべくすぐさま攻撃して、また病原体に細胞が侵されてしまった場合には、その細胞を排除して体調を改善しようとします。

つまり、免疫細胞の活躍もスムーズな血流があってこそ……なのです。

仮に血液の流れが滞ってしまえば、全身のパトロールも十分にできませんし、病原体に打ち勝つための免疫力も低下してしまいます。

また、免疫細胞だけでなく、**あらゆる細胞組織の働きを調節して、生命活動を支えているさまざまなホルモンを全身に運んでいるのも血液**です。

私たちの体を構成する37兆個といわれる細胞のすべてが健康であるためには、「血流がよいこと」が絶対条件となるわけです。

血液の最大の役割とは?

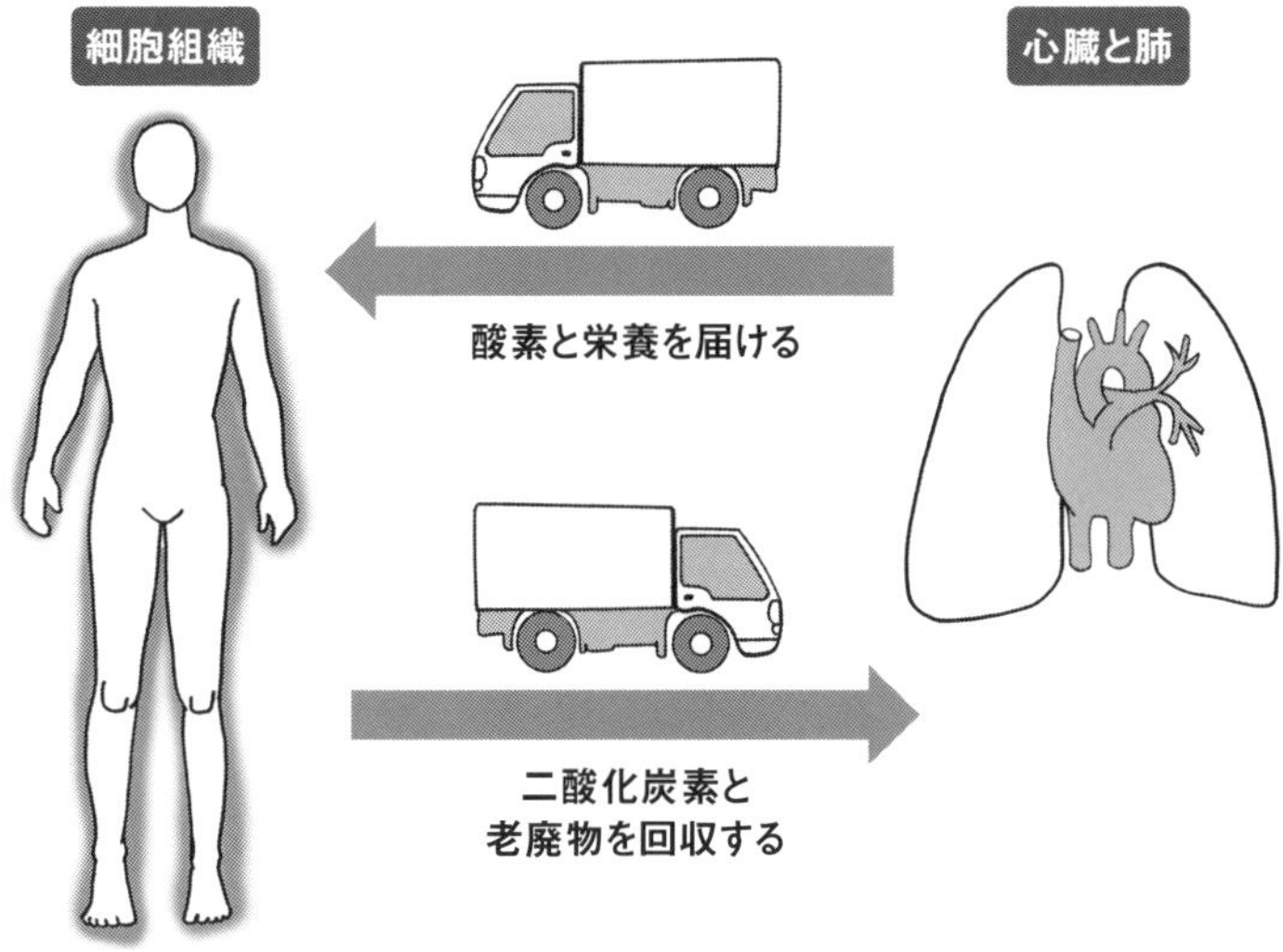
細胞組織
心臓と肺
酸素と栄養を届ける
二酸化炭素と
老廃物を回収する

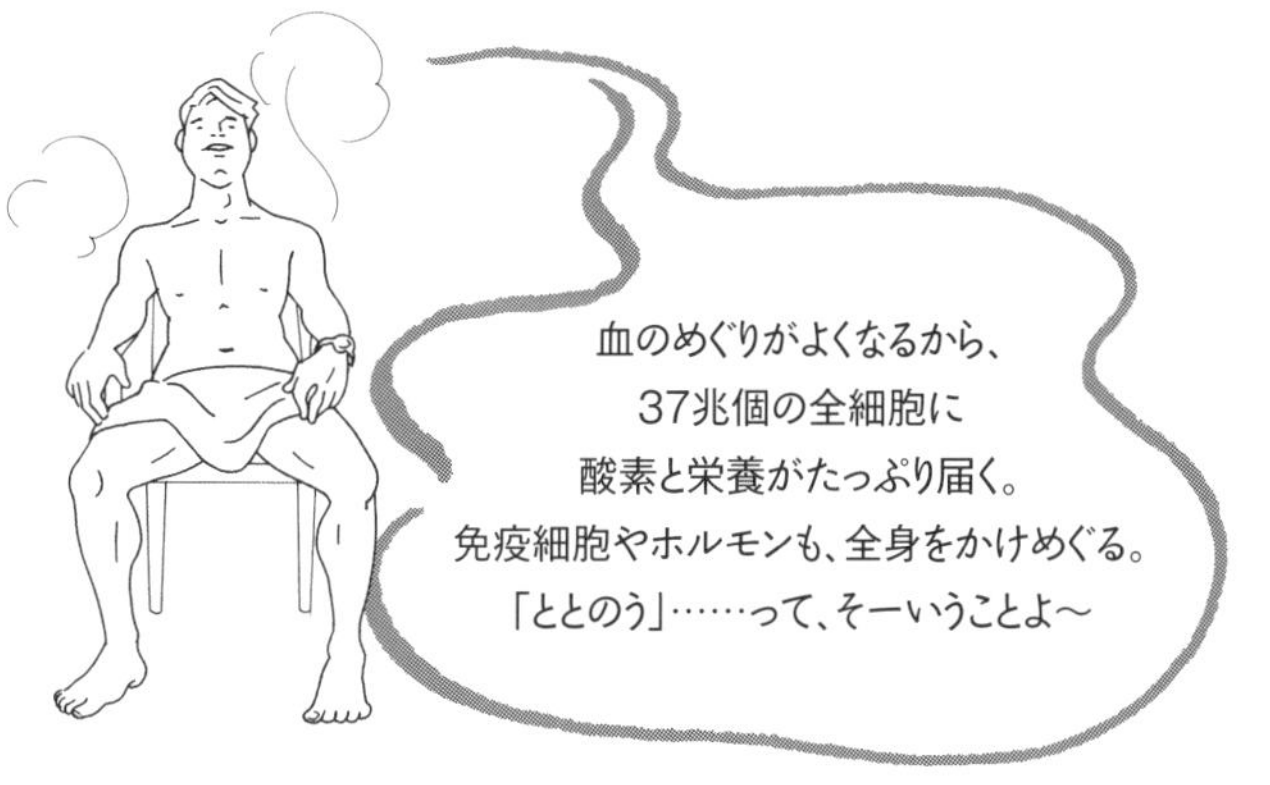
血のめぐりがよくなるから、
37兆個の全細胞に
酸素と栄養がたっぷり届く。
免疫細胞やホルモンも、全身をかけめぐる。
「ととのう」……って、そーいうことよ〜

サウナとは「血管の筋トレ」である

では「血流をよくする」ためには、どうすればよいのでしょうか？

その答えとは、ズバリ**「血管を鍛える」**ことです。


血管は大きな血管である**動脈**と**静脈**、小さな血管である**毛細血管**の3つに大別されます。

改めていうまでもなく、血液は血管の中を流れていますが、その流れをコントロールしているのが私の専門分野である**自律神経**です。

つまり、「血管を鍛える」ためには、動脈と静脈、毛細血管という**血管だけでなく、自律神経も鍛える必要がある**のです。

そして、**サウナには血管と自律神経を鍛える絶大な効果がある**のです。

この根拠に基づいて、私は**サウナとは「血管の筋トレ」である**と提唱しています。

「血管を鍛える」ためには、「血流をよくする」ことが重要です。

「卵が先かニワトリが先か」という話に聞こえるかもしれませんが、「血流をよくする」ために「血管を鍛える」とき、その手段もまた「血流をよくする」ということになるのです。

とはいえ難しく考える必要はなく、ただ「血流をよくする」ことさえ実践すれば、自然に血管は鍛えられ、その結果、ますます血流がよくなり、血管もさらに強くなっていく……そう理解していただければOKです。


血管を鍛える方法は、ソフトとハード、2つの方法があります。

ソフト面でいえば、食事です。

血管を傷つける高血圧を防ぐために塩分の摂取量を控える、あるいは血管をやわらかくしなやかにする効果のあるEPA（エイコサペンタエン酸）やDHA（ドコサヘキサエン酸）が豊富に含まれるオメガ3系のオイルを積極的に摂る……などが推奨されています。

一方、ハード面で本書がおすすめするのがサウナです。

サウナは、血管を鍛えるために大変有効な方法です。

くわしくは後述しますが、サウナで体を温めてから、水風呂や水シャワー、外気浴によって体を冷やす……これを複数回くり返すことによって、全身の血液の流れが促進され、また自律神経にも適度な刺激を与えることができます。

このことによって、大きな血管である動脈と静脈、小さな血管である毛細血管、さらに自律神経のコンディションも向上させることができるのです。

同じ効果は運動によっても得られますが、**サウナであれば、運動が苦手な人であっても容易に毎日利用できるため都合がよい**と思います。

サウナで血流をよくすれば、血管がしっかりと鍛えられて、その結果、血流がさらによくなって……といったように「血流をよくする」ことと「血管を鍛える」ことが相乗効果を生むため、サウナを日々の習慣にすれば大きな健康効果が期待できます。

突然死を引き起こす合併症の危険もある動脈硬化（58ページ参照）、また毛細血管のゴースト血管化（66ページ参照）など、血管におけるさまざまな健康リスクを予防・改善し、さらには自律神経のバランスも整える……サウナによる健康効果は絶大であると考えます。

ぜひみなさんにも、血管の筋トレとなるサウナを利用していただきたいと思います。

サウナとは「血管の筋トレ」である

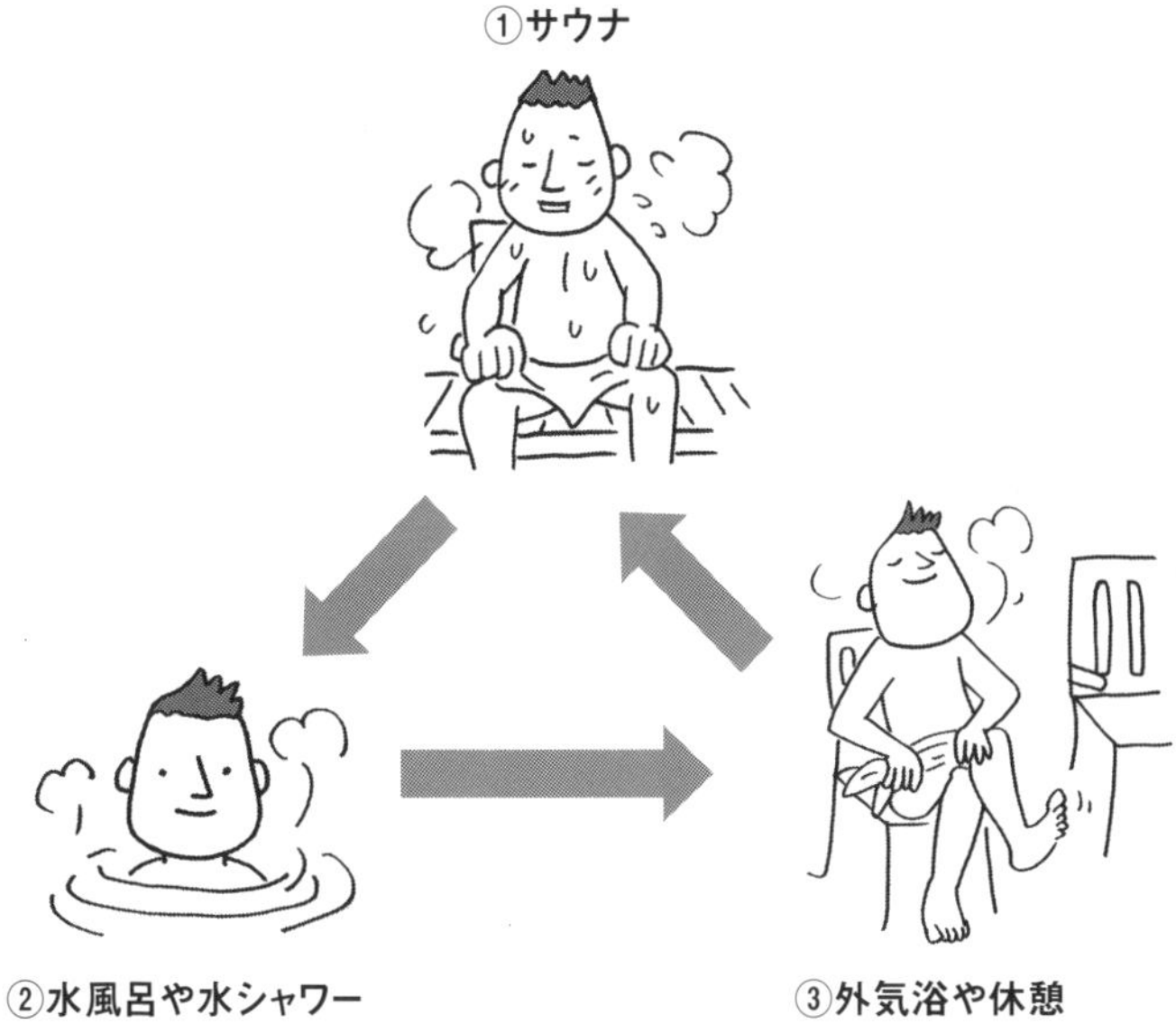
①サウナ
②水風呂や水シャワー
③外気浴や休憩

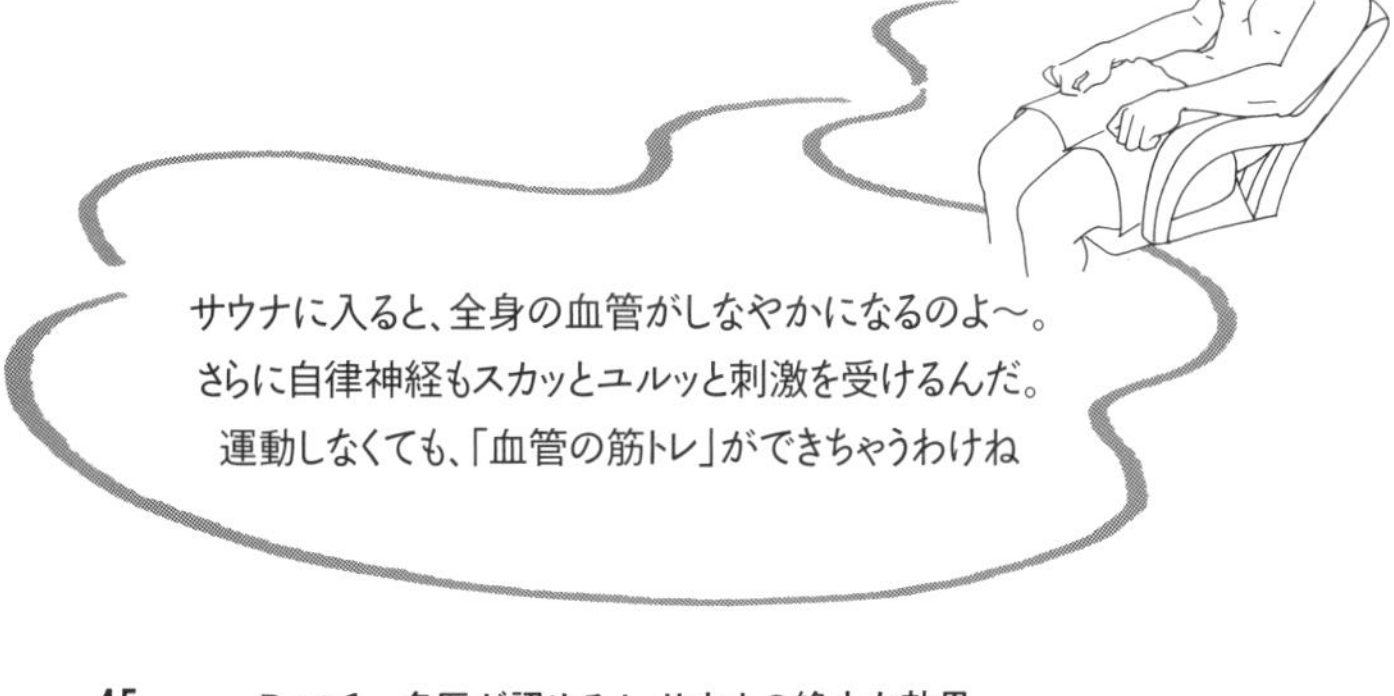
サウナに入ると、全身の血管がしなやかになるのよ～。
さらに自律神経もスカッとユルッと刺激を受けるんだ。
運動しなくても、「血管の筋トレ」ができちゃうわけね

サウナに入ると自律神経はどうなるのか?

サウナは、自律神経に適度な刺激を与えることで、常日頃から崩れがちな自律神経のバランスを整えてくれます。

自律神経とは、自らの意志によって筋肉などを動かすことができる神経とは異なり、私たちの**意志とは関係なく、無意識下で働き続けている神経**のことです。

主に血管に沿うように全身へと張りめぐらされ、**血管やその他の内臓組織をコントロールしながら生命活動を維持する**ために働いています。

この自律神経の働きのおかげで、睡眠中であっても呼吸は止まらず、心臓などの臓器も働き続けることができるわけです。また、血液の流れをコントロールしているのも自律神経です。

つまり、**自律神経とは人間の「生命維持装置」**のようなものなのです。

自律神経には、**活動時に優位になる「交感神経」**と**リラックス時に優位になる「副交感神経」**の2つがあり、どちらか一方が20～30％程度優位になる状態でバランスをとりながら、24時間365日休むことなく働いています。

簡単にいえば、私たちの体は**交感神経が優位になると活動的になり、副交感神経が優位になると眠くなります。**

自律神経がどのように血管に作用するのかといえば、**交感神経が優位になると血管が収縮して血圧が高くなり、副交感神経が優位になると血管が拡張して血圧が低くなる**のです。

つまり、交感神経は血圧を高くすることで俊敏に体が動かせるように備え、逆に副交感神経は血圧を下げて体を休める態勢を整えているわけです。

自律神経の働きはよく車に例えられるのですが、交感神経はアクセル、副交感神経はブレーキのようなもの……と解説される所以はここにあります。

では、サウナに入ると私たちの自律神経はどのようになるのでしょうか？

まず、高温のサウナに入ると、ジワジワと全身が温められるため、副交感神経の働きが優位になって血管が拡張され、血液は体の中心部から皮膚に近い血管に多く集まります。

血液の流れは、体温調整の役割も果たしているため、皮膚に近い血管に血液を集めることや発汗によって上昇する体温を外に放出して、冷まそうとするのです。

しかし、やがてサウナの熱さによって、逆に交感神経が優位になります。

この状態でサウナを出て、すぐに冷たい水風呂に入ったり、水シャワーを浴びると、さらに交感神経が強く働いて血管を収縮させます。血液は皮膚に近い血管から、体の中心部の血管へと移動して、今度は体温が低下し過ぎないように保温しようとするわけです。

その後、外気浴や室温で休むと、体は徐々に通常モードへと戻ります。

サウナの高温環境から、急に水風呂や水シャワーの低温環境に体をさらすことによって、自律神経は振れ幅が大きく働いて刺激を受けることになります。

このとき、体が温められて拡張していた血管は一気に収縮しますが、外気浴や室温での休憩で再び緩やかに拡張するので、血液がサーッとスムーズに流れ出します。**人間は、血管が拡張して血流が促進されるときに「気持ちいい」という感覚を覚える**のです。

サウナによって、半ば強制的に自律神経の振れ幅を大きく働かせ、そのあとに休ませることで血液の流れはよくなり、自律神経のバランスが整いやすくなります。

これによって私たちは「ととのったー」と感じるわけです。

サウナで自律神経はどうなる？

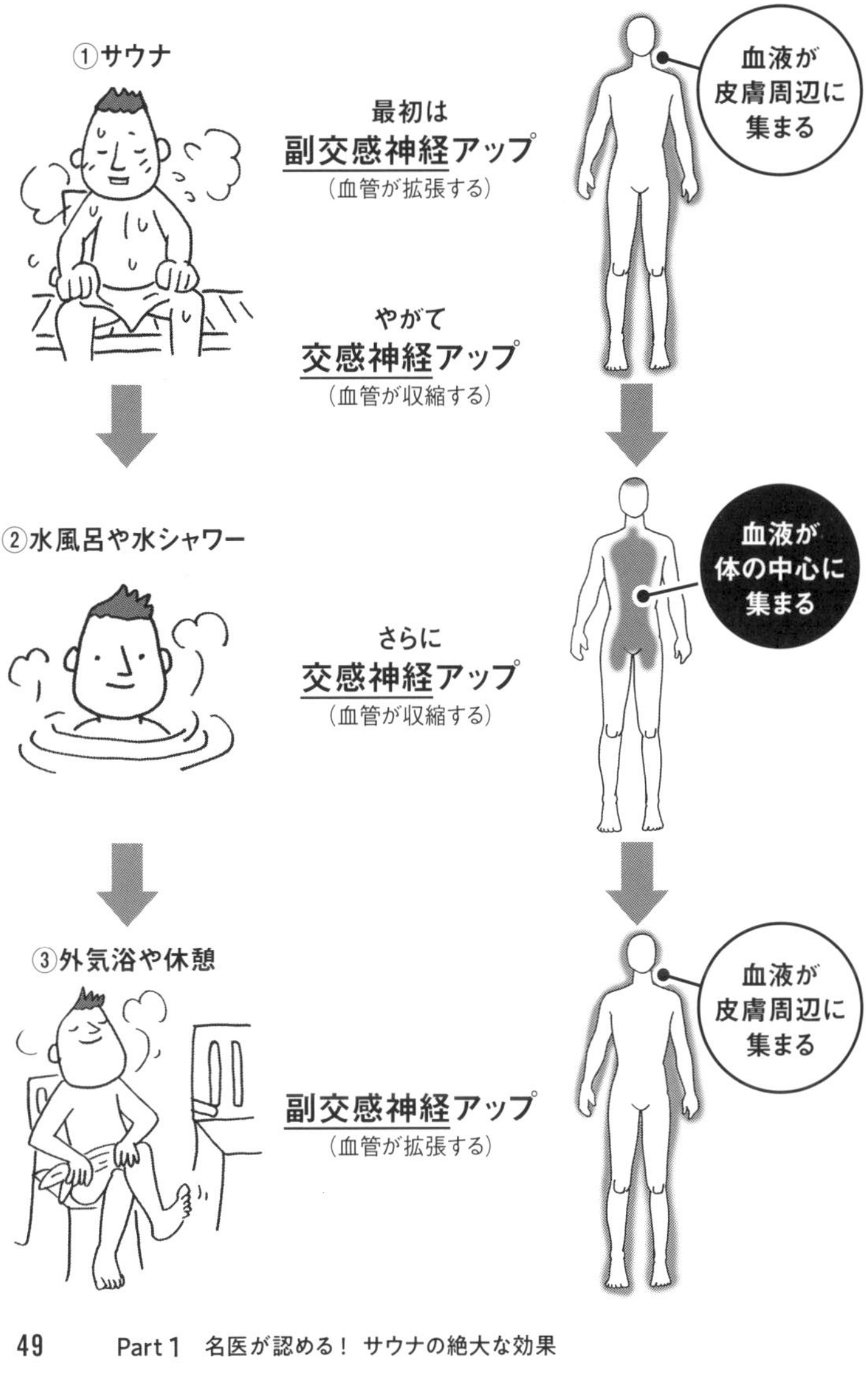

①サウナ
最初は
副交感神経アップ
（血管が拡張する）
血液が皮膚周辺に集まる
やがて
交感神経アップ
（血管が収縮する）
②水風呂や水シャワー
さらに
交感神経アップ
（血管が収縮する）
血液が体の中心に集まる
③外気浴や休憩
副交感神経アップ
（血管が拡張する）
血液が皮膚周辺に集まる

「自律神経のバランスの崩れ」がまねく健康リスクとは？

何かとストレスを受けることが多い現代社会では、自律神経のバランスを崩すことなく1日を過ごすのは、はっきりいって至難の業です。

また、夜更かしによる睡眠不足、ブルーライトを放射するスマートフォンへの依存など、自律神経のバランスを崩す原因は、枚挙にいとまがありません。

私たち現代人は、むしろ**自律神経のバランスを崩さずに暮らすことはできない……と考えておいたほうがよい**かもしれません。

いまの時代に**大切なことは、自律神経のバランスは崩れるものだと自覚して、そのたびにきちんと正常に戻す努力をすること**といえるでしょう。

いわば「生命維持装置」として働く自律神経ですので、そのバランスを崩したまま放置するとさまざまな不調を引き起こし、思わぬ大病に結びついてしまうこともあります。

自律神経のバランスの崩れは、万病の元なのです。

体のどこにも特段の病変は認められないのに、疲労感が消えない、頭が重い、イライラ感がある、食欲がない、頭痛、全身の筋肉、背中やおなかなどが痛い……など、なんとなく調子が悪いとき、医師から「不定愁訴《ふていしゅうそ》」という診断を受けることがあります。

私の研究では、**不定愁訴を訴える患者の多くは、自律神経のバランスが崩れている**と考えて、まず間違いありません。

自律神経のバランスの崩れは、**自律神経失調症**の原因にもなります。

自律神経失調症による主な自覚症状は、不安感、疲労感、不眠症、食欲の減退、発熱、異常な発汗、息切れ、過呼吸、めまい、便秘や下痢、嘔吐《おうと》感……など多岐にわたりますが、不定愁訴と同様に、医療機関で検査をしても原因となる病変が認められないケースがほとんどです。

自律神経失調症の診断を受けると、抗不安薬やホルモン剤などの薬が処方されますが、あくまで症状を緩和させるだけで、根本的な治療にはなりません。

特段の病変が見当たらない**不定愁訴や自律神経失調症を根本的に治すためには、自律神経のバランスを整えることが重要**なのです。

長年、自律神経の研究を続けてきた経験でいえば、がん、脳卒中や心筋梗塞《しんきんこうそく》などの循環器の病気、感染症……などなど、**ほとんどすべての病気に対して、自律神経のバランスの崩れが何らかの影響を与えている**と考えたほうがいいでしょう。

さらに、これから血管のお話をしますが、大きな血管である動脈と静脈、小さな血管である毛細血管のコンディションは、ともに自律神経の働きによって大きく左右されます。

その理由は、血管のコンディションをよい状態に保つためには、血液の流れがスムーズであることが必要不可欠な条件であり、その血流をコントロールしているのが自律神経であるからです。

アクセルの役割である交感神経とブレーキの役割である副交感神経とがバランスよく、相互に助け合いながら働いてこそ、血液はスムーズに流れます。

まとめると、**サウナによる最大の健康効果は、自律神経のバランスを整えることで血行を促進させて、血管を「筋トレ」するように強く、しなやかに鍛えることにある**といえるでしょう。

サウナで自律神経が整う!

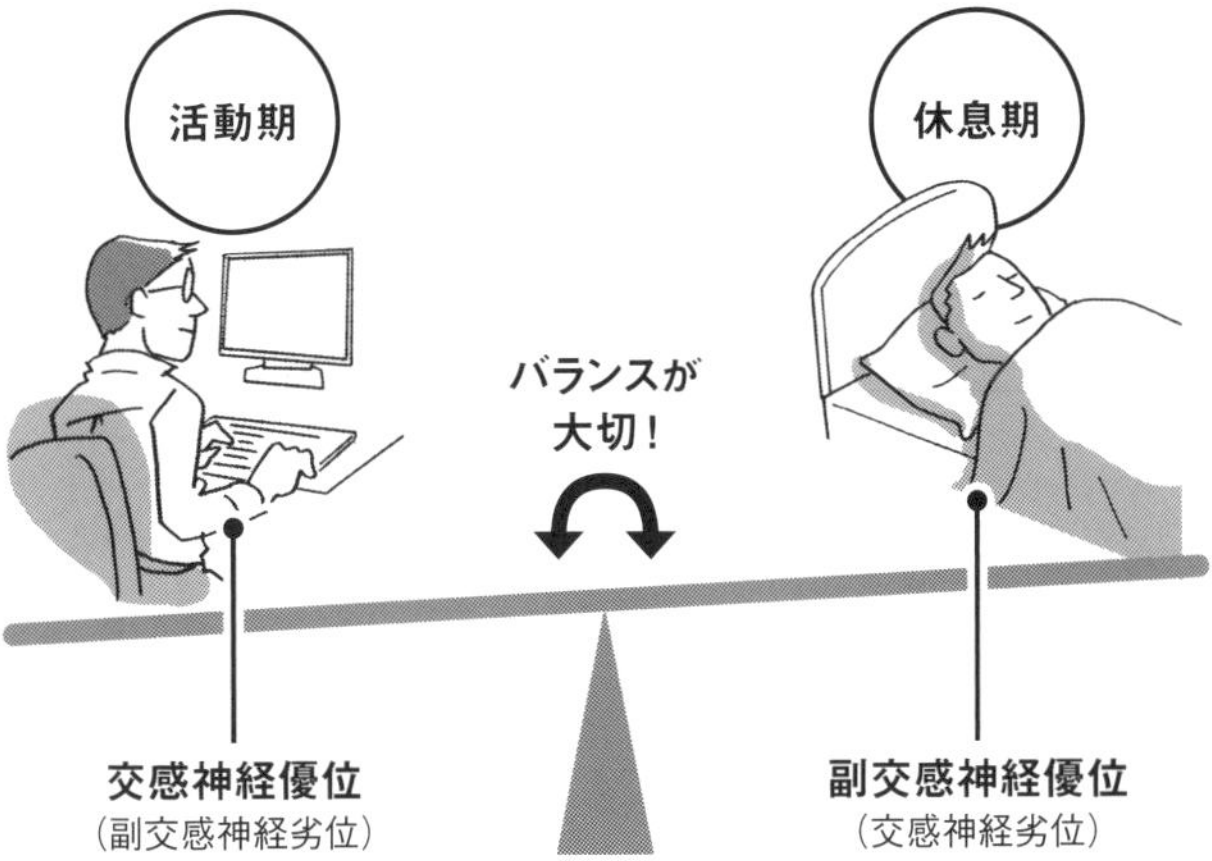
活動期
休息期
バランスが
大切!
交感神経優位
(副交感神経劣位)
副交感神経優位
(交感神経劣位)

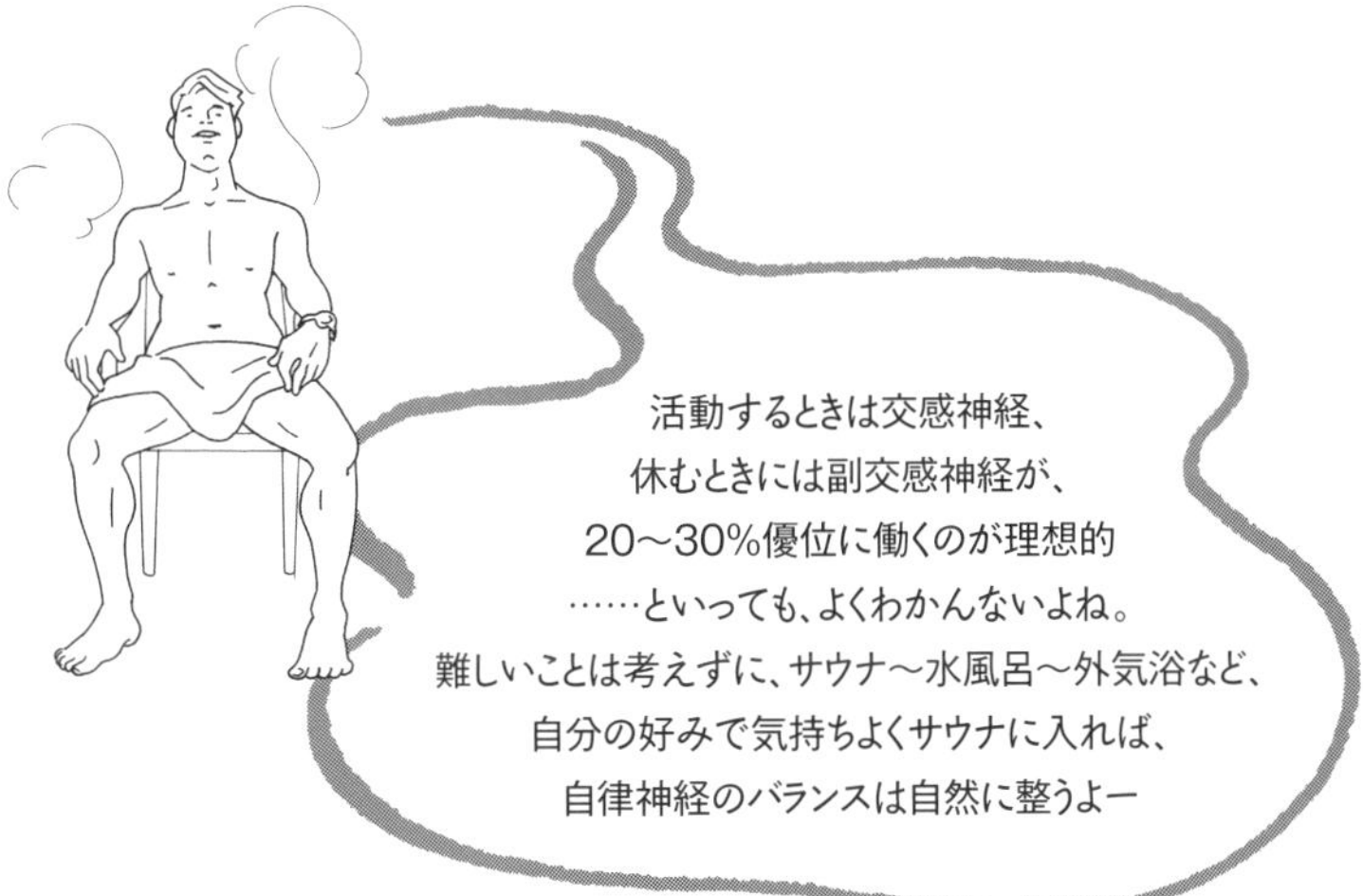
活動するときは交感神経、
休むときには副交感神経が、
20〜30%優位に働くのが理想的
……といっても、よくわかんないよね。
難しいことは考えずに、サウナ〜水風呂〜外気浴など、
自分の好みで気持ちよくサウナに入れば、
自律神経のバランスは自然に整うよー

サウナで「大きな血管」を鍛える

サウナは、大きな血管である動脈、静脈のうち、特に**健康との因果関係が大きい動脈のコンディションを整えるためにも有効**です。

動脈とは、心臓から全身に広がる毛細血管へと血液を送る血管のことで、動脈を流れる血液には酸素と栄養が豊富に含まれています。したがって、動脈のコンディションの良し悪しは、健康状態を大きく左右するといっても過言ではありません。

動脈の血管は、外膜、中膜、内膜の三層構造で形成されていて、その形状はよくゴムホースに例えられます。ゴムホースの空洞にあたる部分には、血液の流れ道となる内腔《ないくう》と呼ばれるトンネルがあり、その内側の側面には内皮細胞と呼ばれる細胞がびっしりと並んでいます（57ページの図参照）。

この**内皮細胞は自律神経とともに、いわば「血管の司令塔」となって働く細胞組織で、**

動脈のコンディションを決める重要なものです。

内皮細胞は、内腔を流れる血液の状態からさまざまな情報を察知して、適宜、血管を拡張・収縮させることで血液の流れをコントロールしています。

直接血管を動かす平滑筋《へいかつきん》と呼ばれる筋肉に働きかけるためのさまざまな血管作動性物質を分泌するのも内皮細胞です。たとえば、**一酸化窒素（NO）が分泌されると平滑筋が緩んで血管は拡張**しますし、逆にエンドセリンが出ると平滑筋が縮んで血管は収縮するのです。

特に重要なのは、内皮細胞が分泌する一酸化窒素です。一酸化窒素は、血管を拡張させるだけでなく、**血管をやわらかくしなやかな状態に保つ**ほか、**血管の炎症を抑える**効果も発揮します。つまり、内皮細胞が元気よく働いてくれれば、動脈のコンディションは健康に保たれるということなのです。

内皮細胞に元気よく働いてもらうためには、血液の流れがよいことが条件となります。

つまり、「サウナ→水風呂→外気浴」をくり返して**内皮細胞にどんどん血流を送り込めば、血中に一酸化窒素が豊富に分泌されるため、血管はやわらかくしなやかに保たれて、炎症**

も抑えられるのです。

血管で起こるほぼすべてのリスクは、「動脈硬化」の影響によります。**動脈硬化とは、生まれた頃はやわらかくしなやかだったはずの血管がゴワゴワと硬く、厚ぼったくなり、柔軟性を失ってしまう血管の老化現象**のことです。

その主な原因となるのは、加齢のほか、排気ガスなどの影響による空気の汚れ、暴飲暴食や喫煙、運動不足などの悪い生活習慣です。

動脈硬化はいったん悪化すると治らないともいわれますが、その初期段階である内皮細胞の機能低下は十分に回復することが可能なため、血液の流れをよくすることで内皮細胞が元気をとり戻せば、動脈硬化の進行を押しとどめることができます。**そのために、サウナはとても有効である**といえます。

サウナ習慣によって、自律神経によい刺激を与えるとともに、血液の流れを促進し、内皮細胞を元気にすることで、動脈のコンディションをよい状態に整えることは、「血管の筋トレ」としての大きな健康効果のひとつといえるでしょう。

サウナで一酸化窒素の分泌を促進しよう

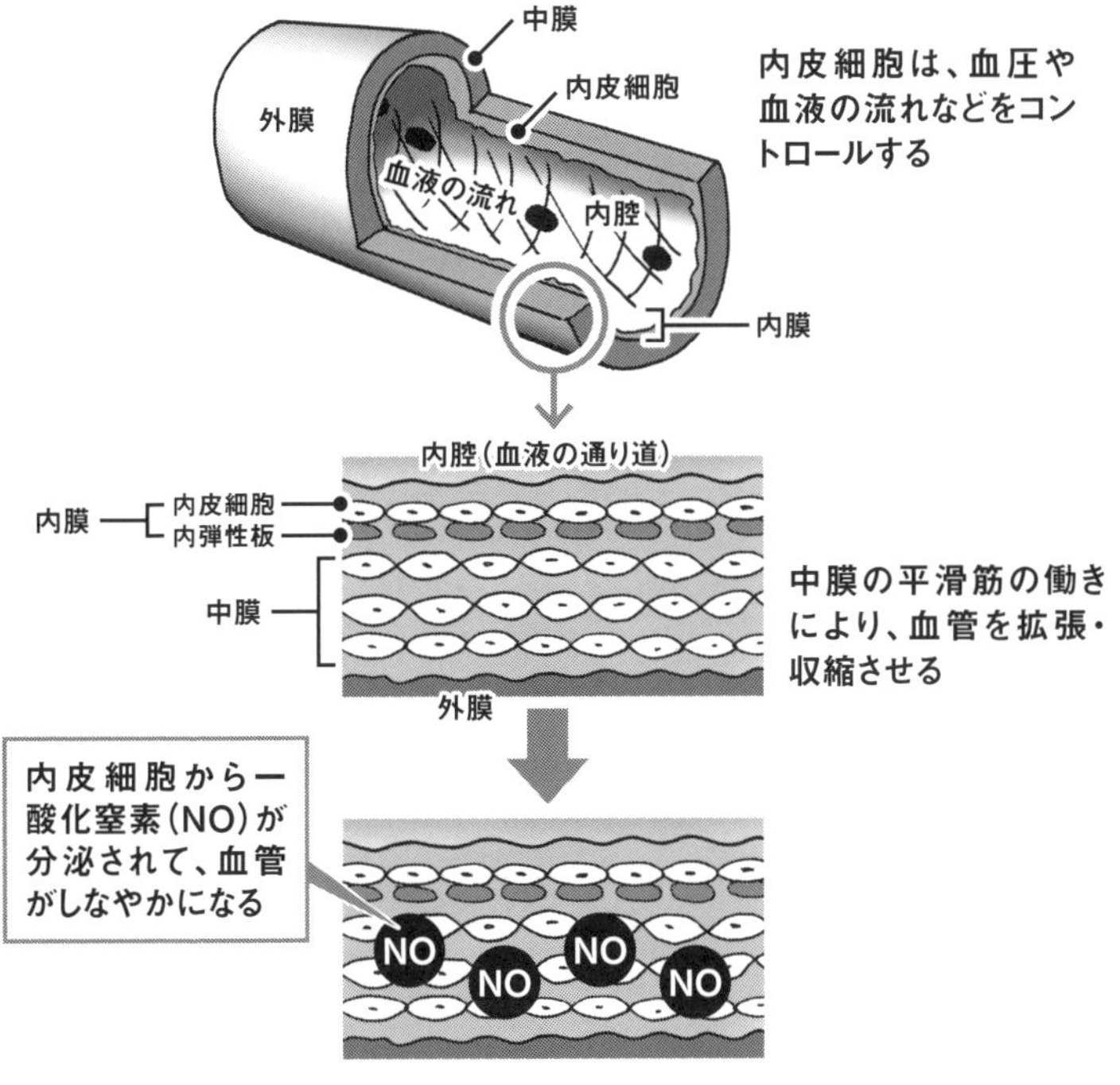
中膜
内皮細胞
外膜
血液の流れ
内腔
内膜
内皮細胞は、血圧や血液の流れなどをコントロールする
内腔(血液の通り道)
内膜
内皮細胞
内弾性板
中膜
外膜
中膜の平滑筋の働きにより、血管を拡張・収縮させる
内皮細胞から一酸化窒素(NO)が分泌されて、血管がしなやかになる
NO
NO
NO
NO

出典:『強い血管をつくる習慣』(島田和幸監修、宝島社)の図を参考に作成

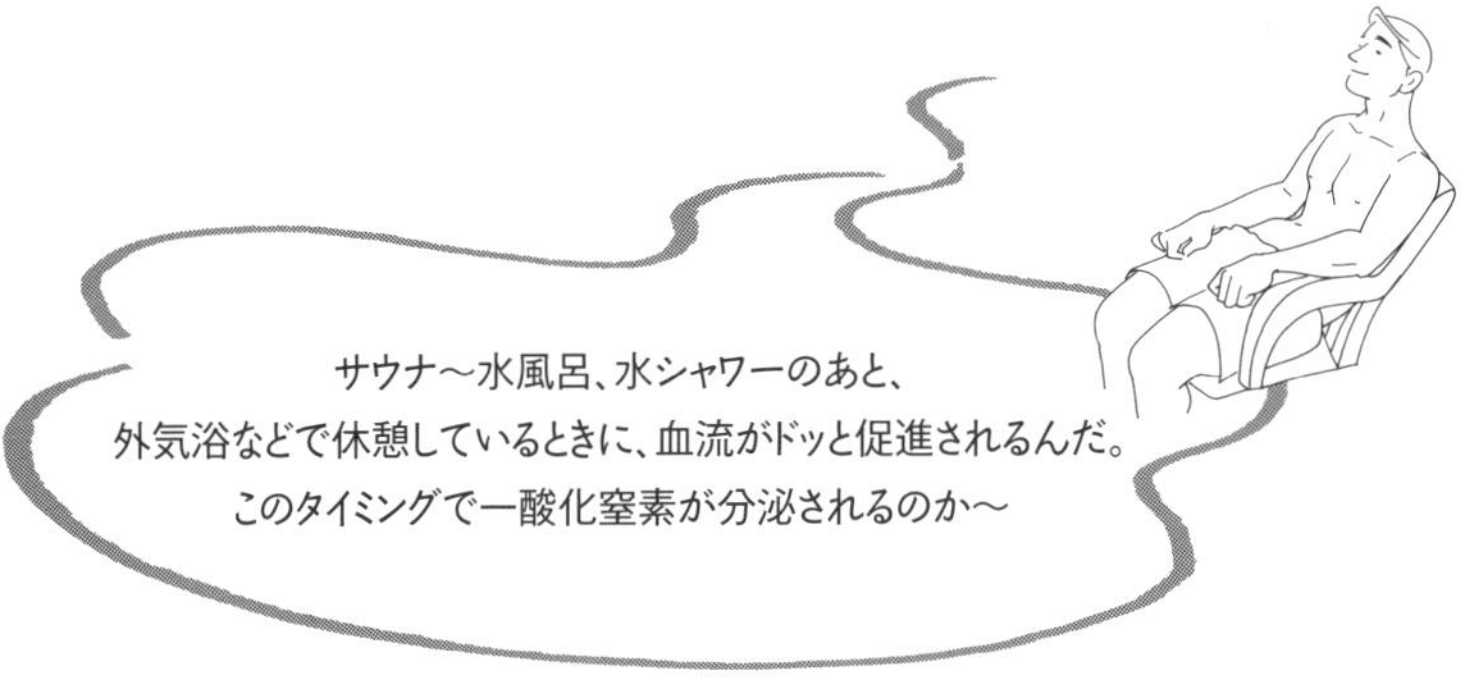
サウナ〜水風呂、水シャワーのあと、
外気浴などで休憩しているときに、血流がドッと促進されるんだ。
このタイミングで一酸化窒素が分泌されるのか〜

サウナを習慣にして動脈硬化を防ぐ

血管の老化現象である動脈硬化の進行のしかたには、2つのタイプがあります。ひとつは血管壁そのものが硬くもろくなるタイプ、もうひとつは血管内にプラークと呼ばれるコブができて、血液の通り道である内腔が狭窄《きょうさく》するタイプです。

また、この2つのタイプの動脈硬化が同時に進行するケースも少なくありません。

前者のタイプの場合は、**硬くもろくなった血管が切れたり、裂けたり、破裂したりすると重篤な血管病を発症して、ときにはそのまま突然死してしまうことも**あります。

脳内の血管が切れて出血すれば、**脳出血**を発症します。著名人の訃報などで耳にすることも多い**くも膜下出血**も、この脳出血の一種で大変危険な病気です。

胸部や腹部に位置する大きな動脈には、瘤《りゅう》と呼ばれる血管のふくらみができることがあり、その瘤が破裂すると**胸部大動脈瘤破裂**や**腹部大動脈瘤破裂**を発症します。

また、**大動脈解離《かいり》**は、大きな動脈の内膜が裂けて、その傷口から内膜と中膜との間に血流が流入してしまう病気です。大動脈内の血流はとても強い勢いで流れているため、内膜と中膜との間を引き裂きながら患部を広げてしまい、大変な激痛をともなうこともしばしばです。

大動脈瘤破裂と大動脈解離は、心臓に近い箇所で起こると特に危険とされています。

一方、後者の内腔が狭窄するタイプは、まず何らかの原因で内皮細胞に傷ができて、その傷口から血中を漂っている酸化した悪玉コレステロール（LDLコレステロール）が侵入します。このときに免疫力が働いて、白血球の一種であるマクロファージと呼ばれる食細胞が、この悪玉コレステロールを異物とみなして食べ、泡沫《ほうまつ》細胞という組織に変身します。その泡沫細胞が脂肪を含んだおかゆ状のものとなって内膜の中に蓄積し、プラークと呼ばれるコブとなり、血管内にせり出して血液の通り道を狭めてしまいます。

さらに内皮細胞の傷を修復するために、その傷口に血小板と呼ばれる血液成分が付着するため、さらに内腔は狭窄してしまいます。

付着した血小板の塊がはがれると血栓《けっせん》となって血中を漂い、その血栓が血管の狭窄した部分に詰まると血流を滞らせて重大な血管病を発症します。

この症状が脳内の血管で起これば**脳梗塞**となり、心臓に近い冠動脈と呼ばれる血管で起これば**心筋梗塞**を引き起こします（心筋梗塞まで重篤ではない、比較的軽いケースは**狭心症**《きょうしんしょう》と呼ばれます）。

脳梗塞や心筋梗塞を発症すると重要な動脈の血流が滞ってしまうため、その先にある組織や臓器の細胞が酸欠や栄養不足に陥って細胞が壊死《えし》してしまいます。

壊死してしまった細胞は再生できないため、脳梗塞や心筋梗塞を発症した場合は、壊死が広がらないうちに緊急治療をおこなう必要があります。

血管の老化現象である動脈硬化は、自覚症状がないまま進行するため、サイレントキラーとも呼ばれます。若いうちは進行し続けていても自覚症状がなく、静かに悪化しますが、およそ55歳を過ぎた頃から重大な血管病を発症する人が激増します。

ぜひ、**若く健康なうちにサウナを習慣化することで、「血管の司令塔」として働く内皮細胞を元気に保つことを心がけ、動脈硬化の進行を予防・改善**することをおすすめします。

サイレントキラーは55歳頃から牙をむく

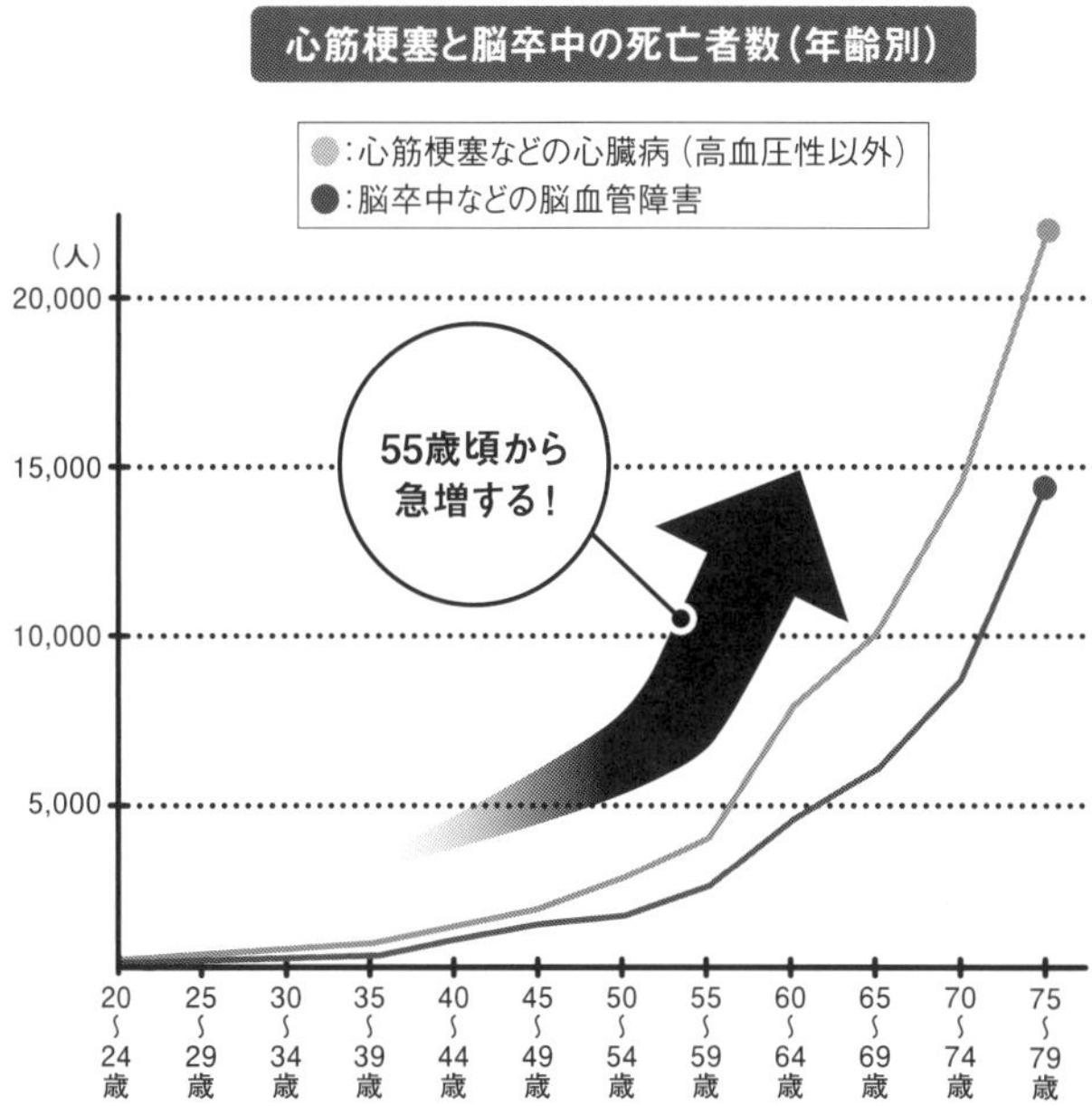

心筋梗塞と脳卒中の死亡者数（年齢別）
:心筋梗塞などの心臓病（高血圧性以外）
:脳卒中などの脳血管障害
（人）
20,000
15,000
10,000
5,000
55歳頃から急増する！
20〜24歳
25〜29歳
30〜34歳
35〜39歳
40〜44歳
45〜49歳
50〜54歳
55〜59歳
60〜64歳
65〜69歳
70〜74歳
75〜79歳

出典：「2013年厚生労働省人口動態統計」を参考に作成

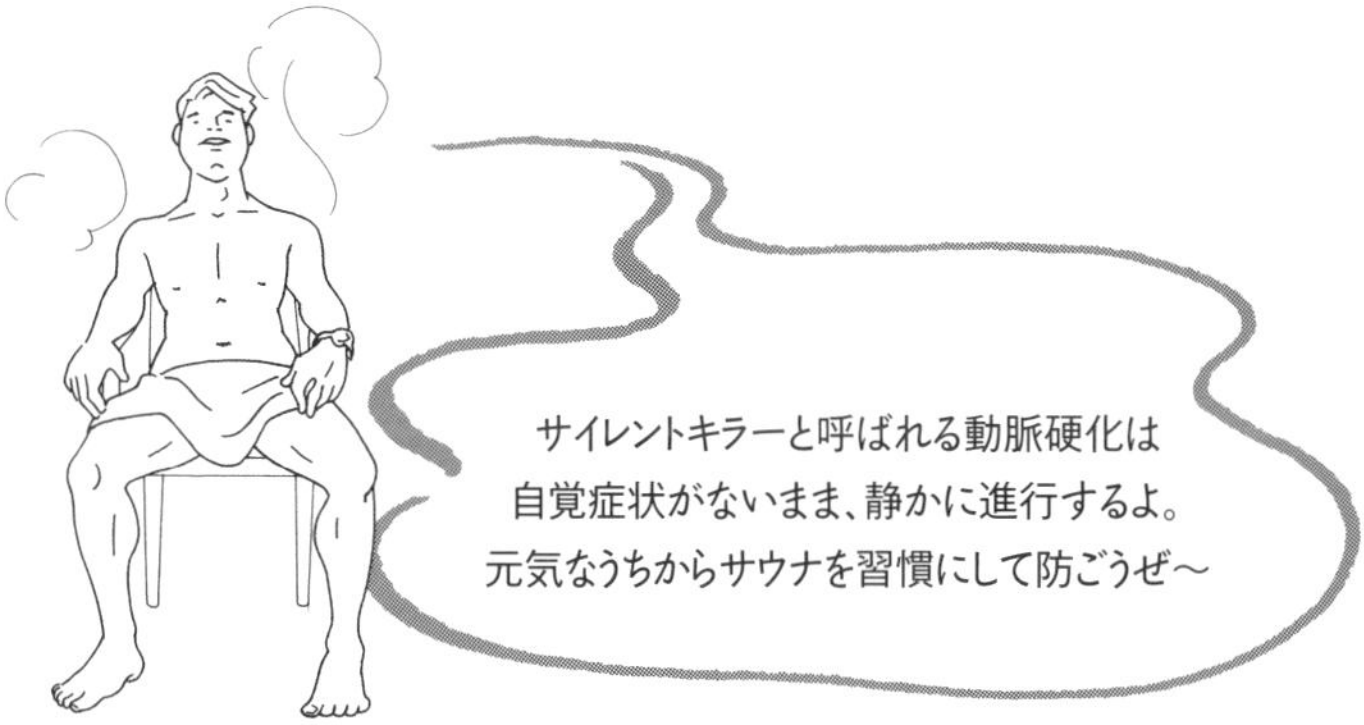

サイレントキラーと呼ばれる動脈硬化は
自覚症状がないまま、静かに進行するよ。
元気なうちからサウナを習慣にして防ごうぜ〜

サウナで「小さな血管」を鍛える

サウナを習慣化することで、小さな血管である毛細血管のコンディションをよくする効果も大いに期待できると考えます。

毛細血管は、動脈が送り届ける酸素や栄養を全身の細胞に受け渡し、その代わりに二酸化炭素と老廃物を回収して静脈に引き渡すという重大な役割を果たしています。

もちろん、免疫細胞やホルモンを運ぶ役割も担っています。

内膜、中膜、外膜と三層構造になっている動脈や静脈とは異なり、毛細血管は内皮細胞が接着して形成する一層構造となっています。

前述したとおり、内皮細胞は「血管の司令塔」として働く重要な細胞ですので、この一事だけでも毛細血管が重要な臓器であることがおわかりかと思います。

毛細血管を形成する内皮細胞同士の間には隙間があり、その隙間から血液成分が適切に染み出すように浸透性を高めています。その結果、周囲の細胞組織に酸素や栄養を届けやすくなり、同時に二酸化炭素と老廃物の回収もスムーズにおこなうことができます。

また、この浸透性は、血中の水分量の調整にも役立っています。

たとえば、食事で塩分を摂り過ぎた場合などは、毛細血管の内皮細胞が血液中のナトリウム濃度の上昇を察知して、周囲の組織液から水分を血管内にとり込み、血中のナトリウム濃度を適切に希釈《きしゃく》するのです。

毛細血管が大きな血管である動脈や静脈と異なる点は、血管の構造だけではありません。必要に応じて血管そのものが新陳代謝するという特性もあるのです。

動脈や静脈は、古くなっても血管そのものが新しく生まれ変わることはありませんが、**毛細血管は衰えて使われなくなると、その既存の血管から新しい血管ができて、生まれ変わることができる**のです。

このように毛細血管が新陳代謝する現象は、**「血管新生」**と呼ばれています。

毛細血管のコンディションを保つためには、この血管新生が活発におこなわれることが必要不可欠なのです。

では、血管新生を活発化させるためには、どうすればよいのでしょうか？

その答えもまた、「血流をよくする」ことなのです。

血行を促進して、全身の末梢《まっしょう》に広がる毛細血管に新鮮な血液をどんどん流し込むことで、血管新生は活発におこなわれるのです。

つまり、サウナ習慣は、この小さな血管の新陳代謝力を高めるために最適の方法であり、毛細血管そのものを鍛えることができるといえるでしょう。

また、毛細血管は肌を若々しく保ち、髪の育毛にも深く関与しています。Part3で後述しますが、**サウナによって血行を促進して、毛細血管の血管新生を活発にすることは、美肌や育毛などのアンチエイジングにも役立つ**ことでしょう。

ここまでを総括すると、**サウナは、自律神経、動脈と毛細血管のすべてを鍛えることができる手軽な健康法で、その効果が全身におよぶトータルケアである**といえます。

サウナは「血管の筋トレ」である、そう私が提唱する根拠は、まさにここにあるのです。

毛細血管は細胞のライフライン

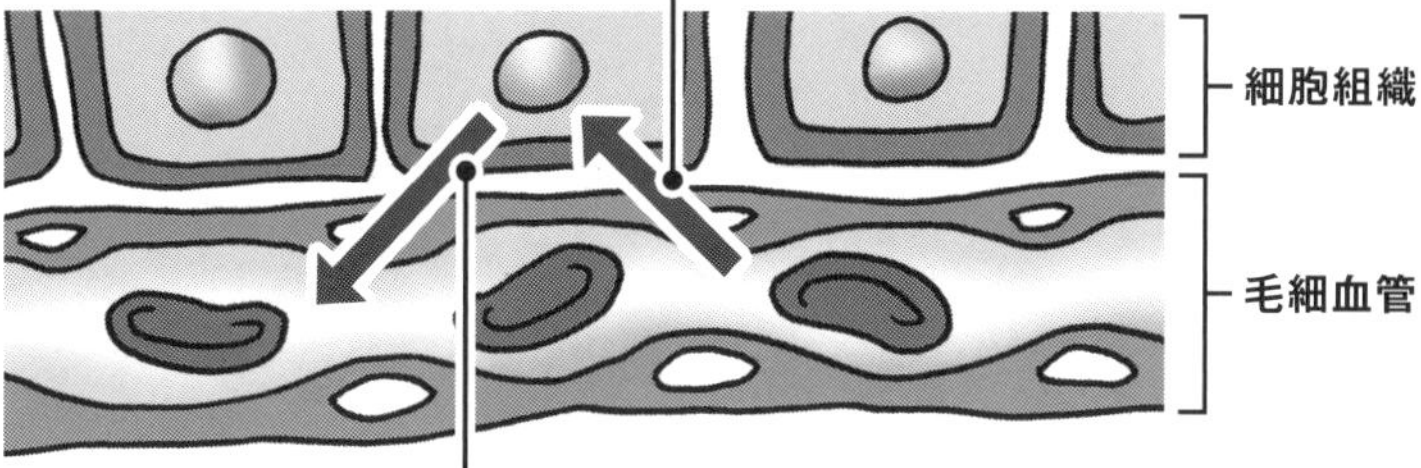
酸素や栄養、ホルモン、薬などを届ける
細胞組織
毛細血管
二酸化炭素や老廃物を回収する

出典:「看護roo!（カンゴルー）」サイト内の図を参考に作成

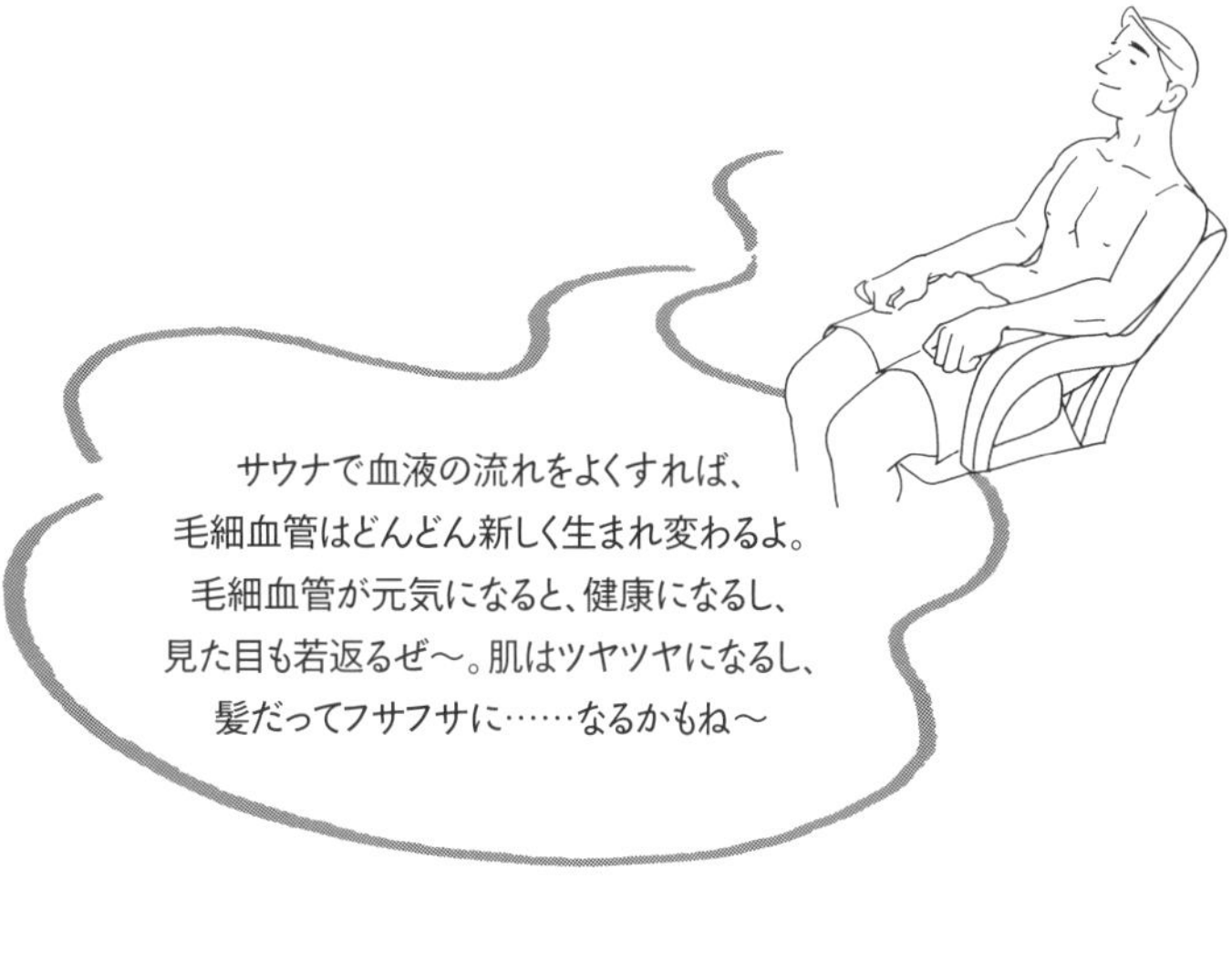
サウナで血液の流れをよくすれば、
毛細血管はどんどん新しく生まれ変わるよ。
毛細血管が元気になると、健康になるし、
見た目も若返るぜ〜。肌はツヤツヤになるし、
髪だってフサフサに……なるかもね〜

「ゴースト血管」がまねく健康リスクとは？

動脈における健康リスクは、血管の老化現象である動脈硬化だとお話ししましたが、それに対して毛細血管の健康リスクは何かといえば、それは**毛細血管の「ゴースト血管」化の進行**ということになります。

「ゴースト血管」とは、大阪大学微生物病研究所の髙倉伸幸教授によってネーミングされたもので、端的にいえば**「劣化して血流を失った毛細血管」**のことです。

毛細血管は、劣化すると内皮細胞の間の隙間が大きくなり過ぎて、血液成分が過剰に漏れ出してしまうようになります。その結果、その先にある毛細血管内の血流が弱くなり、先端部では血液の流れがなくなってしまうのです。

血流が途絶えた血管の周囲の細胞は、酸素や栄養が欠乏して、多くが死に絶えてしまいます。周囲の細胞が死滅する様を例えれば、住む人がいなくなった街……さながらゴーストタウンのようです。

高倉教授は、このことから「劣化して血流を失った毛細血管」の周囲をゴーストタウンに例え、血流が途絶えた毛細血管のことを「ゴースト血管」と名づけたそうです。

進行した動脈硬化は、突然命を奪いかねない心筋梗塞や脳卒中などの危険な合併症を引き起こすことがありますが、ゴースト血管化の進行もまた、さまざまな不調や病気の原因となります。

ゴースト血管がまねく健康リスクには、**がん**や**認知症**、**糖尿病**、**高血圧**などがあります。また、**肺や肝臓、腎臓など毛細血管が集中する臓器の機能を低下**させることもあるといわれています。

さらには、**息切れや疲れやすくなる、あるいは肌のトラブルや薄毛など、目に見える老化現象**にも大きな影響を与えることがわかっています。

がん細胞は、低酸素の環境を好みます。また、がん細胞が増殖するためには、毛細血管の内皮細胞が分泌する、ある成長因子が必要です。

つまり、がんにとっては、血流が途絶えていて酸素も欠乏しているゴースト血管は極めて好都合であるため、**ゴースト血管ばかりが増える特殊な血管新生を活発化させることで、内皮細胞が分泌する成長因子を集め、がん細胞を急激に増殖させる**のです。

また、がんの中にある毛細血管はゴースト血管が多く、**血流がほとんどないため、抗がん剤の成分や免疫細胞が届きにくくなる点も、がん細胞の増殖には極めて有利**に働きます。

老化現象でいえば、ゴースト血管化によって肌の細胞が酸欠や栄養不足になることで、肌の代謝サイクルであるターンオーバーが乱れ、シミやシワができやすくなり、また水分の供給量も減少するため、肌が乾きやすくなります。同様に、頭皮では毛根部にある毛母《もうぼ》細胞が衰えてしまうことで、毛髪の新陳代謝が弱化して薄毛の原因になるのです。

このように、**ゴースト血管化の進行は、さまざまな不調や病気を引き起こします。**

毛細血管のゴースト化は、血管新生する力が衰え始める45歳頃から急激に増えるというデータもあります。45歳前後の人は、ぜひ早いうちにサウナを習慣化し、日々血流を促進することで毛細血管を生まれ変わらせるように心がけましょう。

ゴースト血管は45歳頃から急増する

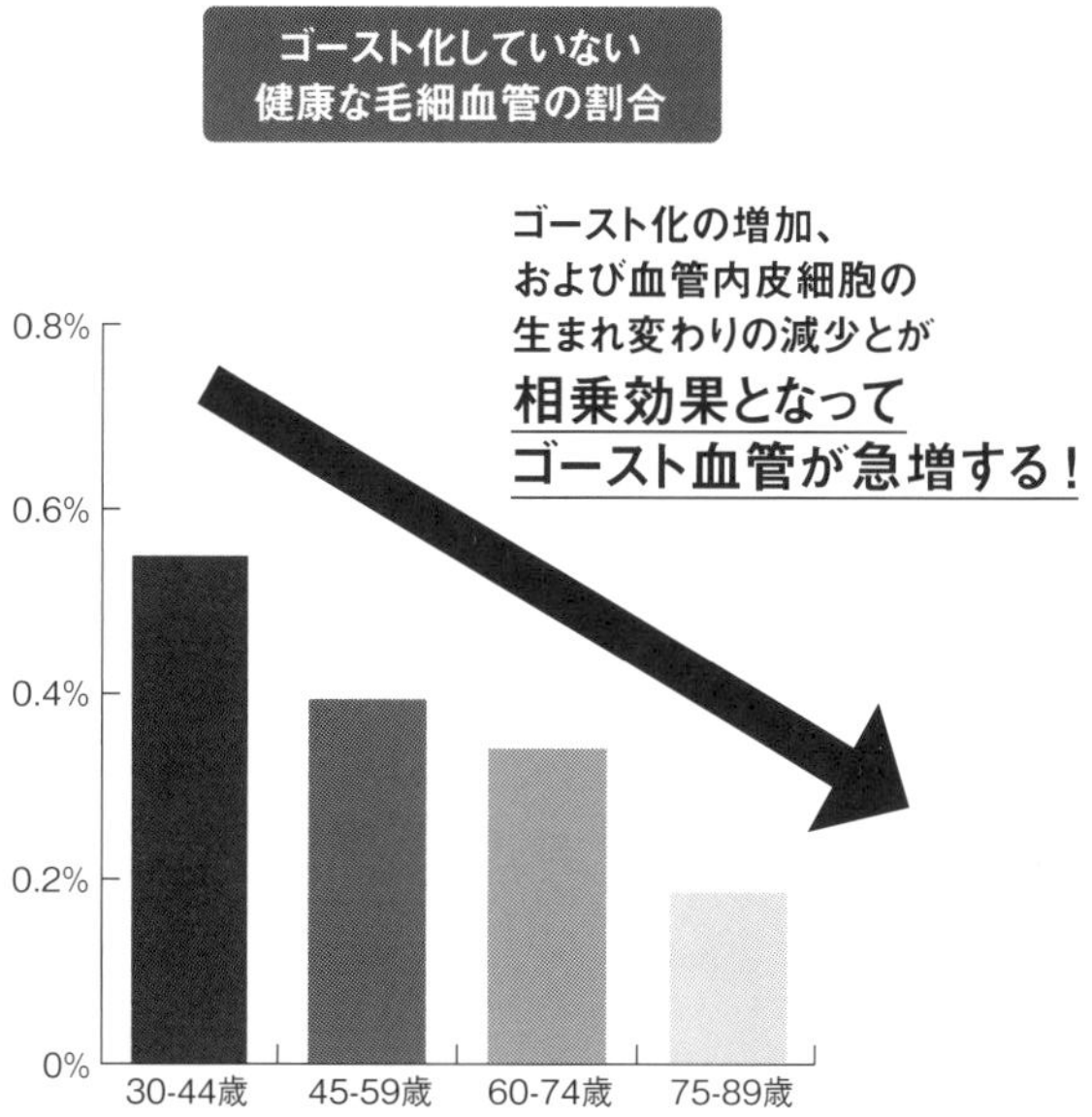

ゴースト化していない
健康な毛細血管の割合
ゴースト化の増加、
および血管内皮細胞の
生まれ変わりの減少とが
相乗効果となって
ゴースト血管が急増する！
0.8%
0.6%
0.4%
0.2%
0%
30-44歳
45-59歳
60-74歳
75-89歳

出典：「KajiyaK.,etal.J Dermatol Sci.2011」を参考に作成

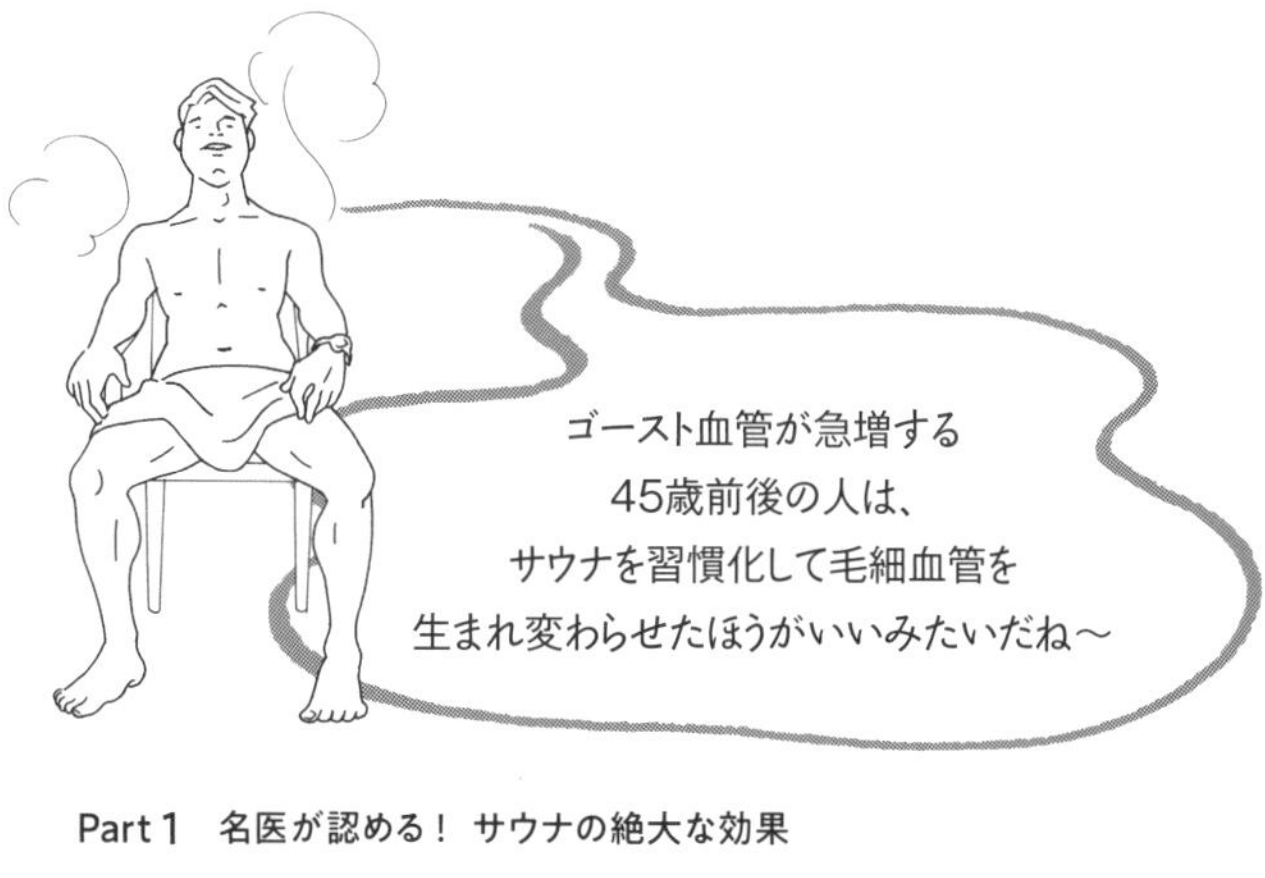

ゴースト血管が急増する
45歳前後の人は、
サウナを習慣化して毛細血管を
生まれ変わらせたほうがいいみたいだね～

サウナで「腸」を鍛える

「血管の筋トレ」なのに、なぜ唐突に「腸」の話が出てくるのかと訝《いぶか》しむ方もいらっしゃるかもしれませんが、腸の存在なくして人体のお話はできません。

普通、人体の司令塔は「脳」だと考えがちですが、**「脳腸相関《のうちょうそうかん》」**という言葉が示すとおり、脳と腸は互いに影響を与え合っています。そのため、脳がストレスを覚えるとおなかが痛くなったり、逆に腸に悪い菌が入ると脳が不安を覚えたりするのです。

また、**「腸は第2の脳」**という言葉もありますが、長年腸の研究をしてきた私からいえば、それは誤った言い回しで、**本当は「脳が第2の腸」**なのです。

私がかくいう理由は、発生学の見地からの考察であって、実は人間の体はまず腸ができたあとに脳が発生していることが判明しています。

生命活動を維持するために、**脳は全身の各所に対してさまざまな指令を出していますが、その脳に対して指令を出している臓器は腸**なのです。

私はサウナの中で軽く体を動かすストレッチや、3・6呼吸法を実践することなどをおすすめしているのですが、その目的は「腸」を鍛えることにあります（ストレッチや呼吸法についてはPart2を参照）。

おなかの上から腸をもむ「腸もみ」はもちろんですが、体をひねる、伸ばすといった動作もまた、腸に適度な刺激を与えてくれます。

サウナ室のキャパシティの問題はありますが、健康法という観点でいえば、体を動かさずにジッとサウナに入るよりは、ほかの人の迷惑にならない範囲で体を動かしながら入るほうが健康効果は高くなるといえるでしょう。

現在のサウナブームがこのまま続いて、より健康的なサウナの入り方が考察されれば、むしろ「サウナは体を動かしながら入る」というスタイルがトレンドになっていくかもしれません。

私自身も、サウナの中では自ら考案したストレッチをおこないながら楽しんでいます。

自律神経、また動脈や毛細血管などの血管を鍛えるのと同じように、みなさんには**「血管の筋トレ」の一環として、ぜひサウナで腸を鍛えていただきたい**と思います。

サウナで気持ちが穏やかになるのは腸のおかげ

血管と同様に、腸を鍛える方法にもソフト面とハード面、2つの方法があります。
ソフト面でいえば、やはり食事です。たとえば、ぬか漬けやヨーグルトなどの発酵食品を摂ること、あるいは食物繊維の豊富な野菜やきのこ、海藻などを食べることです。

ハード面から腸を鍛える方法としては、第一に「腸を温める」ということがとても重要で、そのためにサウナは最適であるといえるでしょう。

間違いなく、**腸の働きは温めることによって活性化**します。実際、私は温めることによって腸が元気になる様子を何度も目の当たりにしています。

手術の経験が豊富な外科医であれば誰しも知っていることなのですが、開腹手術が終わると、切開した部分を縫合《ほうごう》する前におなかの中を温かい湯で洗うことになります。

このことを「腹腔《ふくくう》洗浄」というのですが、このとき**温かい生理食塩水でおなかを洗うと、**

目視ではっきりとわかるほど腸の動きや色合いがイキイキするのです。

腹腔洗浄をおこなう目的は、術後に腸と腹壁、もしくは腸同士が癒着《ゆちゃく》してイレウス（腸閉塞《へいそく》）を起こすのを予防することですが、温かい湯で洗うと腸がよろこぶのは確かです。

つまり、**サウナで「腸を温める」ことはとてもいいこと**であるといえるわけです。

これに合わせて、**サウナ中に腸に適度な刺激を与えるストレッチや呼吸法をおこなえば、さらに健康効果は大きくなる**と考えて間違いないでしょう。

プロローグにおいて、一人ひとりが感じる「気持ちいい」という感覚を道しるべにして、サウナを楽しみつつ、健康になっていただきたいと書きました。

実は、この「気持ちいい」という感覚にも、腸が大きく関係しています。

最近、私は日々の研究において**「オキシトシン」**というホルモンに大変注目しています。

オキシトシンとは、**脳に多幸感を与える……いわゆる「幸せホルモン」のひとつ**で、脳の視床下部《ししょうかぶ》というところから分泌されるのですが、その**分泌の指令を脳に出す臓器こそが腸**なのです。

サウナに入ったあとに、なぜかイライラ感がなくなるのは、このオキシトシンが分泌されているためです。

ビジネスエリートと呼ばれるような経営者がサウナにハマるのも、ストレスが多く、競争も激しいビジネス界で受けるストレスをオキシトシンで上手に受け流すことができるから……といえるかもしれません。

かくいう私自身も、当初は少なからず疑いながら試してみたサウナでしたが、なにやら体の中に根源的なやさしさが満ちるような幸福感の虜《とりこ》となってハマってしまったのですから、オキシトシンパワーは絶大であるというほかありません。

また、感染症対策という意味でも、**サウナの力で腸を鍛える意味は大きい**といえます。それはなぜかといえば、ウイルスや細菌などの外敵から**私たちの健康を守ってくれる免疫細胞の約70％は、腸内に集まっている**からです。

ぜひ、サウナで腸を温めつつ、94～106ページで紹介する私が開発したストレッチや呼吸法によって刺激を与えることで、しっかりと腸を鍛えていただきたいと思います。

脳腸相関とは?

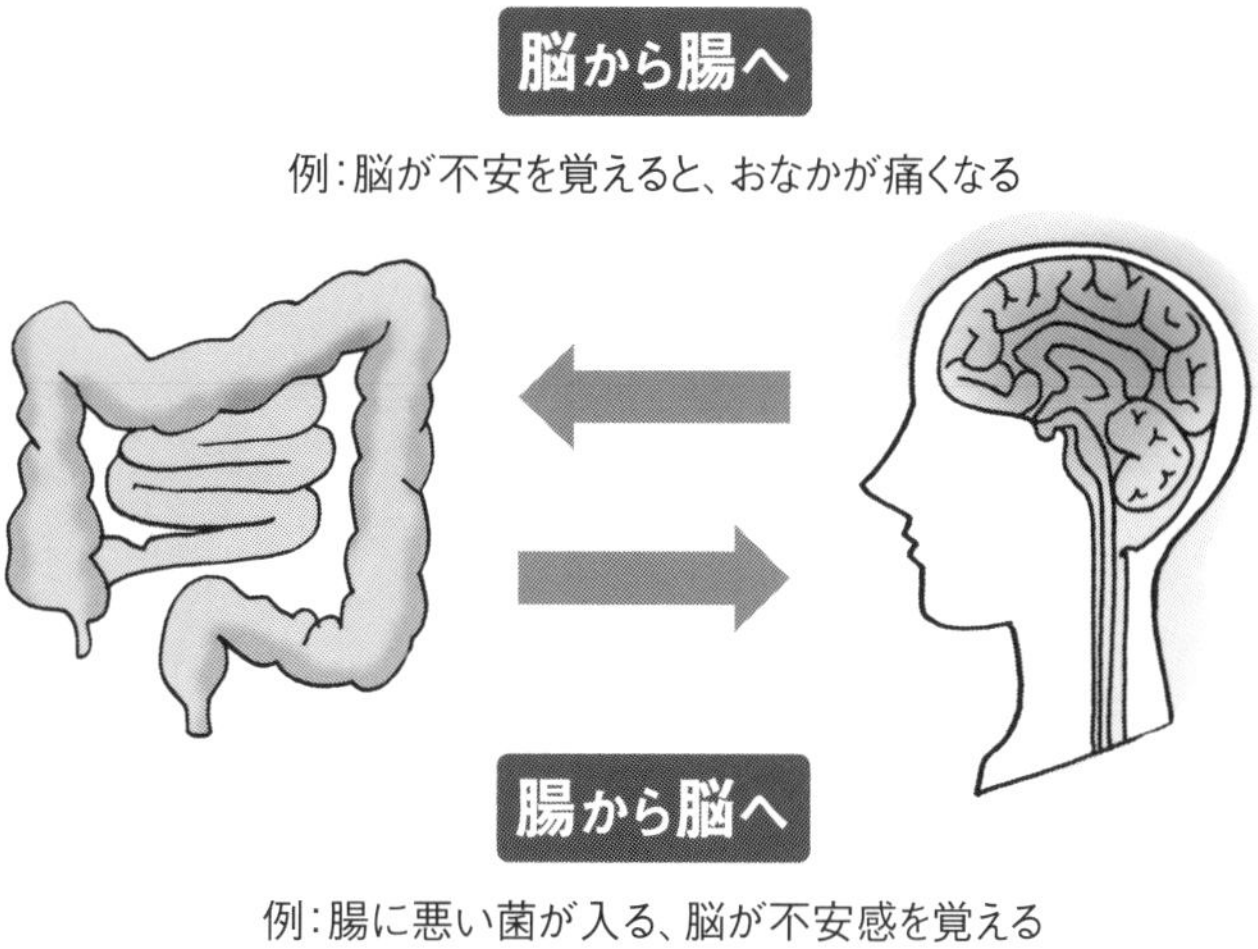
脳から腸へ
例:脳が不安を覚えると、おなかが痛くなる
腸から脳へ
例:腸に悪い菌が入る、脳が不安感を覚える

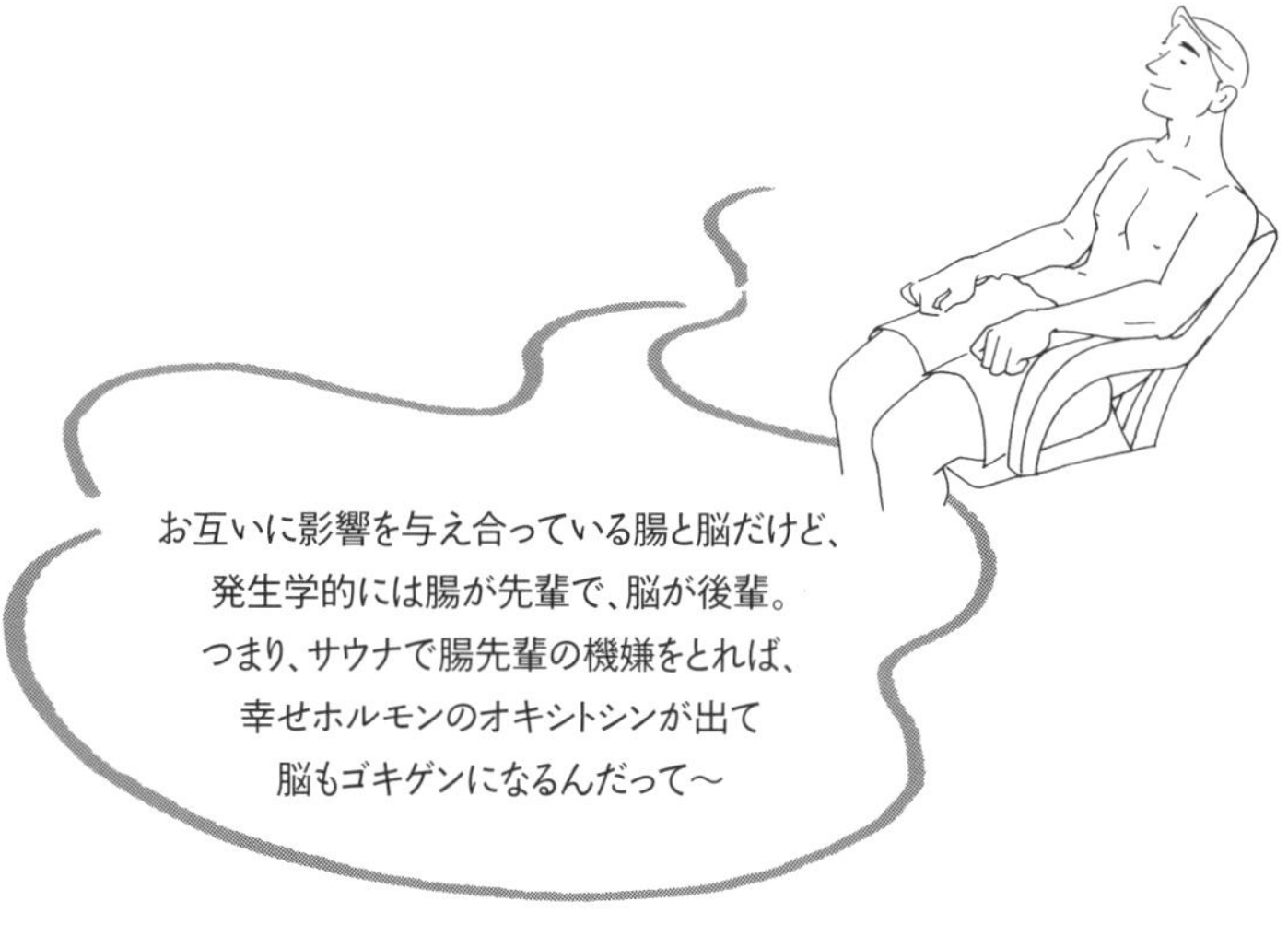
お互いに影響を与え合っている腸と脳だけど、
発生学的には腸が先輩で、脳が後輩。
つまり、サウナで腸先輩の機嫌をとれば、
幸せホルモンのオキシトシンが出て
脳もゴキゲンになるんだって〜

Part 2

医学的に正しい本当のサウナの入り方

「サウナ→水風呂→外気浴」のセットはマストではない

この章では、自律神経の専門家として私が健康によいと考える、もちろん医学的にも正しいサウナの入り方について解説します。

健康によいサウナの入り方とは、すなわち「血管の筋トレ」になるサウナの入り方ということになります。血管を鍛える方法として、サウナは有酸素運動と同様の効果が期待できるので、本書を参考にして、ぜひサウナ習慣を始めてみてください。

多くのサウナ本では、**「サウナ→水風呂→外気浴」をセットにして複数回おこなう**ことで、初めて「ととのう」ことができる……と解説されているようです。

しかし、私は**必ずしもこのセットメニューがマストではない**と考えています。

人間の体には、個人差があります。個人差がある以上、それぞれの体にとってよいこともまた、千差万別です。

つまり、ほかの人がすすめる「サウナの流儀」を盲目的におこなうことは、ときに危険ですらあると思ってください。くり返しになりますが、健康的にサウナを楽しむためには、みなさんの体から発せられる「気持ちいい」という感覚に素直に従うことがとても重要です。あくまで各々が感じる感覚を道しるべにして、個々人の体に合ったサウナの入り方を見つけることが健康への近道となるのです。

すでにプロローグで紹介したとおり、私自身が「気持ちいい」と感じて、実践しているルーティンは、**1回7分間サウナに入り、そのあとに水シャワーを浴び、休憩する……これを毎日（できれば朝に）2〜3回くり返す**というものです。**その合間に水分補給**もします。

現在通っているサウナの水風呂は、少々低温過ぎて私の体には合わないため、水シャワーにしていますが、**「気持ちいい」と感じる温度の水風呂に出会ったときには、水シャワーではなく、1回1分程度水風呂に入る**ようにしています。

同じサウナに通っている大学教授の知人は、1回5分間のサウナ→水風呂をくり返してから休憩するのがルーティンです。ほかの人を観察してみると、1回10分以上サウナに入る人も少なくありません。

つまり、時間や回数はあくまで目安でしかないのです。その日の体調によっても、サウナに入る時間は変えるべきでしょう。くれぐれも無理することなく、自分が「気持ちいい」と感じる範囲で、サウナに入る時間を決めるようにしてください。

サウナのあとに外気浴をおこなうことは、必ずしも必要ではありませんが、**サウナを出てから徐々に体を平常時へと戻してあげることは重要**です。

たとえば、**サウナや水風呂を出てすぐに帰る、あるいはすぐに運動や食事をするというのは、健康的なサウナの入り方としてはNG**です。

サウナや水風呂に入った直後は交感神経が強く働いていて、いわば興奮状態にあるため、徐々に体を慣らす意味で必ず休憩をとりましょう。また、**水分補給も十分に**してください。

外気浴できるスペースのあるサウナは限られますので、そのスペースがない場合には、脱衣場やパウダールーム、休憩室などでもOKです。

また、サウナや風呂で温まった直後の体は体温も高く、心拍数も上がっているので、そのまま服を着ると熱過ぎて汗をかいてしまいます。汗による不快感もストレスになるので、少なくとも汗をかかなくなるまでは、休憩するようにしてください。

サウナに「がまん」は必要ない

サウナのルーティンは人それぞれ。実際に試しながら「気持ちいい」という感覚をなるべく長くキープできるようなメニュー作りをすることが大切です。そうすれば、おのずと健康効果はついてくるはずです。

しかし、その「気持ちいい」という感覚を間違えてしまうケースも結構あります。**最も注意したいのは、「がまん」することで「自己満足」に陥ってしまう**ことです。

断言しますが、**健康によいがまんなど絶対にありません。**

たとえ、本人が望んでおこなっていても、**体にとってがまんとは、心身を苦しめるストレスに過ぎない**のです。

具体的にいえば、水風呂のためにサウナの上段で熱いのをがまんする、「ととのい」のために冷た過ぎると感じる水風呂にがまんして入る、サウナ後のビールのために水分補給をせずにのどの渇きをがまんする……などは、すべてNGなのです。

サウナだけではありません。ウォーキングも然り、ダイエットも然りです。

日常生活の中でおこなう習慣に、苦しみや忍耐がともなってはいけないのです。がまんしなければできないことは、体にとっては単なるストレスに過ぎません。

わかりやすく解説するために「運動」を例に挙げましょう。

同じ運動であっても、「健康のためにおこなう運動」と「アスリートが強くなるためにおこなう運動」とは、まったく別物です。

アスリートがおこなう運動は、体への負荷が大きく、医学的にも理にかなったケアをしないとダメージを負う可能性があります。肉体的なダメージだけでなく、つらいトレーニングによって、精神的ストレスを受けることも少なくないはずです。

つまり、特定のスポーツをおこなう能力が高くなっても、健康的にはマイナスになる可能性が高いと推測されます。がまんを強いられるサウナ利用もこれと同じで、健康面から考えればマイナスになるといえるでしょう。

私自身、サウナの習慣を始めた頃は、1回につき3分間入るのが限界でした。かつての私は、サウナに入って3分を過ぎると「気持ちいい」が「熱くて苦しい」に変わってしまう体質だったのです。しかし、**無理なく毎日続けているうちに、サウナの中で「気持ちいい」時間が長くなっていき、現在の1回7分間のルーティンにたどり着いた**わけです。

「血管の筋トレ」となるサウナを習慣にするためには、体調がよいときにサウナや水風呂に入ることによって、自律神経に適度な刺激を与え、血液の流れを促進してから、休憩によって興奮状態の体を通常モードに戻し、安定させることが重要です。

そのようなサウナ利用をなるべく毎日おこなえば、生活の中にリズムが生まれて、心の平穏も得ることができると思います。

自分にとってのサウナが、がまんすることのない「お手軽な修行」のようなものになれば、日に日に体調がよくなっていく実感を得られるはずです。

サウナの種類で健康効果はどう変わる？

ひと口にサウナといっても、さまざまな種類があります。

最も一般的なサウナは、「ドライサウナ」だと思います。ドライサウナは、その名のとおり湿度が低く、室温は70～100度と高温です。私が毎日利用しているのも、このドライサウナです。

比較して「ウエットサウナ」は湿度が高く、ドライサウナよりも室温が低めのサウナで、「スチームサウナ（ミストサウナ）」や「フィンランド式サウナ」などがあります。皮膚に塩を塗ることで、浸透圧による発汗を促す「塩サウナ」も、低温のウエットサウナであることがほとんどだと思います。

では、サウナの種類によって、健康効果はどのように変わるのでしょうか？

私は、**どのサウナを利用しても受けられる健康効果には大差がない**と考えています。

もちろん、湿度や温度が異なれば、体が温まるスピードは変わりますが、その差を気にするよりも、利用者が「気持ちいい」と感じることが何より大切です。

体が早く温まるからといって、高温のサウナが苦手な人がドライサウナにがまんして入っても、少なからずストレスを受けてしまい、健康によいとはいえません。高温が苦手な人は、温度の低いスチームサウナを楽しめばよいのです。

また、同じ施設であっても、男女で設備が異なるサウナもあります。私が通っているジムも同様で、男性はドライサウナ、女性はスチームサウナとなっています。そのため、私の妻は日々スチームサウナを利用しています。実は、私たち夫婦で先にサウナにハマったのは、妻のほうです。医師の目で妻の状態を見る限り、スチームサウナであっても、その健康効果は大きいと感じられます。

つまり、生活環境の上で利用しやすく、また自分の体に合ったサウナを見つけて、なるべく毎日楽しんで利用すればよいでしょう。

サウナと入浴では健康効果はどう変わる？

サウナと入浴では、健康効果に違いはあるのでしょうか？

私自身、5年前にサウナにハマるまでは健康を意識して入浴する習慣を続けていました。それは『医者が教える　小林式お風呂健康法』(ダイヤモンド社）という本まで書き上げるほどで、自律神経を整える入浴法を日々研究していました。


もちろん、自律神経を整えるために、入浴は有効な手段のひとつです。

しかし、入浴の場合は、体が温まったあとに水風呂や水シャワーを浴びる習慣があまりなく、自律神経に適度な刺激を与える「温度差」が生まれにくいという欠点があります。

つまり、**入浴する習慣だけでは「血管の筋トレ」にはならない**というわけです。


また、サウナは全身がまんべんなく、均一に温まりやすいのですが、入浴の場合は湯につかっている部分だけが先に温まり、湯につかっていない部分はなかなか温まりません。湯につかっていない部分が温まるまで長時間入浴すると、のぼせてしまう危険もあり、かといって高温の湯で入浴すると湯に入った瞬間に体が危険を感じて、急激に交感神経が強く働くため、体はストレスを受けてしまいます。

さらに温泉の場合は、その成分により湯あたりする可能性も否定できません。

この点においても、**短時間で全身がまんべんなくジワジワと温まるサウナは、入浴よりも優れている**といえそうです。

「血管の筋トレ」を目的とするならば、入浴よりもサウナ習慣のほうがおすすめです。

サウナに入るのは朝・夕のタイミングがベスト

自律神経には「日内変動」と呼ばれるリズムがあり、朝と夕方の1日2回、交感神経と副交感神経のバランスが大きく切り替わります。

朝は副交感神経から交感神経へと優位が切り替わることで活動しやすくなり、夕方は交感神経から副交感神経へと優位が切り替わることで、夜ぐっすり眠る準備をします。

自律神経の日内変動のリズムは、「サーカディアン・リズム」と呼ばれる太陽の周期に同調する生命活動のリズムと連動しています。サーカディアン・リズムは、人間だけでなく、地球上の生物に共通して働く、1日24時間の体内時計のようなものです。

つまり、人間の体には日の出とともに起きて昼間に活動し、日没して暗くなったら眠るというリズムが刻み込まれているわけです。

朝と夕方の1日2回、自律神経の優位が切り替わるタイミングは、自律神経のバランスが崩れやすいだけでなく、血液の流れも滞りやすくなります。また、朝は筋肉が硬直しやすく、夕方は足のむくみが発生しやすくもなります。

この時間帯にサウナに入ると、自律神経に適度な刺激を与えることができ、滞りがちな血液の流れもよくすることができるため、最も理にかなったタイミングといえます。

また、夕方にサウナに入ることで、交感神経から副交感神経への切り替えがスムーズになり、眠りの質が向上する効果も期待できます。

サーカディアン・リズムとは？

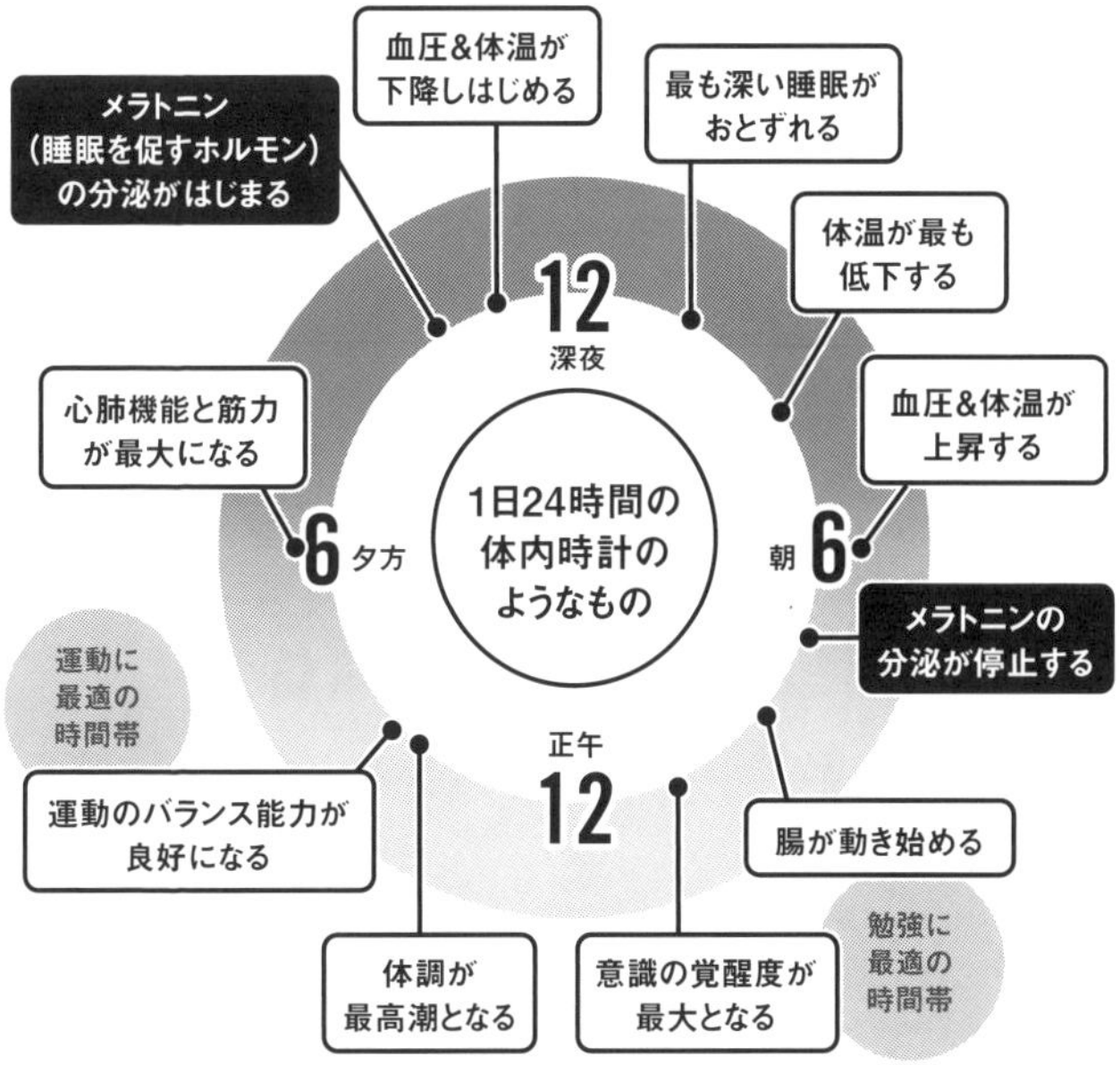
血圧&体温が
下降しはじめる
最も深い睡眠が
おとずれる
メラトニン
(睡眠を促すホルモン)
の分泌がはじまる
体温が最も
低下する
12
深夜
心肺機能と筋力
が最大になる
血圧&体温が
上昇する
1日24時間の
体内時計の
ようなもの
6 夕方
朝 6
メラトニンの
分泌が停止する
運動に
最適の
時間帯
正午
12
運動のバランス能力が
良好になる
腸が動き始める
勉強に
最適の
時間帯
体調が
最高潮となる
意識の覚醒度が
最大となる

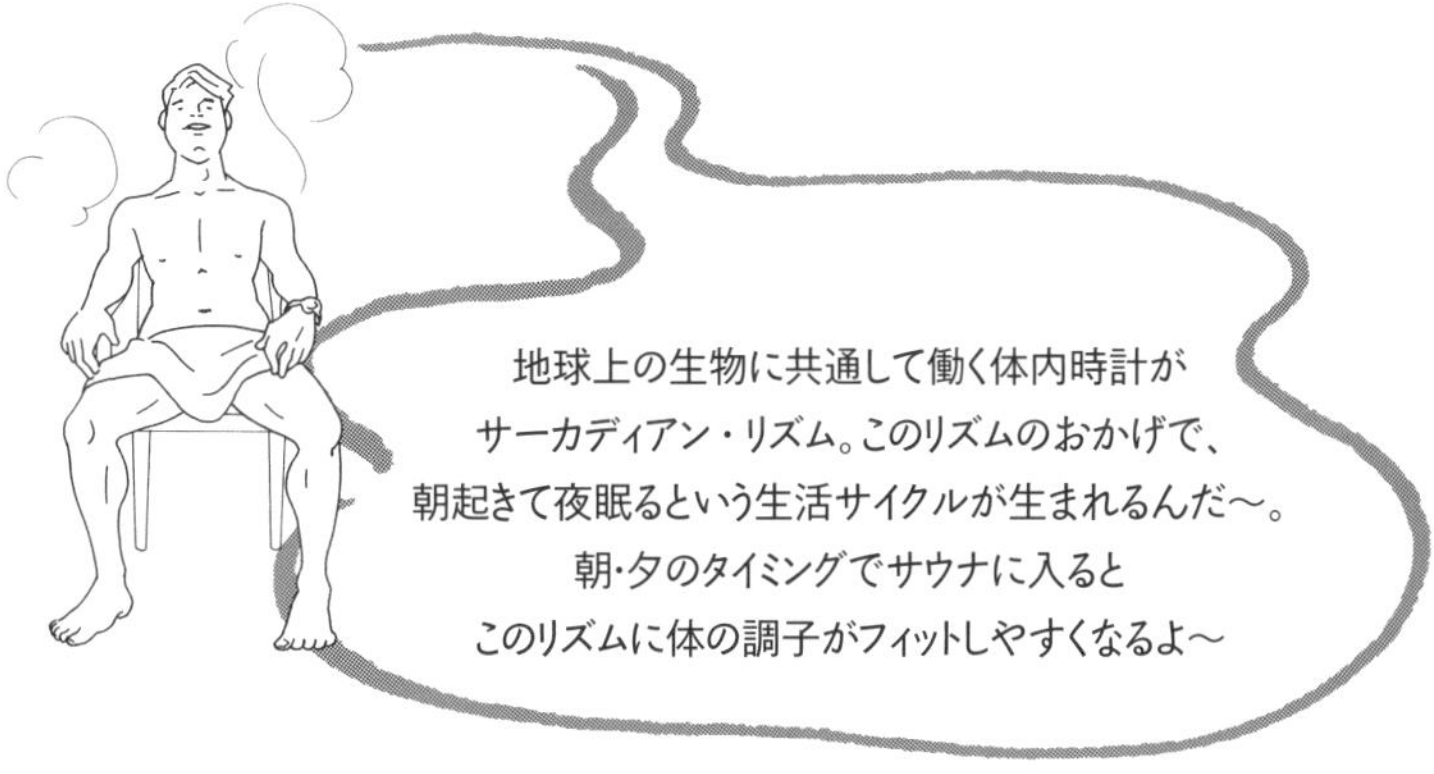
地球上の生物に共通して働く体内時計が
サーカディアン・リズム。このリズムのおかげで、
朝起きて夜眠るという生活サイクルが生まれるんだ～。
朝・夕のタイミングでサウナに入ると
このリズムに体の調子がフィットしやすくなるよ～

サウナ中に実践しよう！　小林式「3・6呼吸法」

みなさんは、サウナに入っているときに呼吸が浅くなったり、ときどき呼吸を止めてしまったりしていませんか？　また、水風呂に入っているときも呼吸を止めていませんか？

サウナ中、呼吸が浅くなったり、止めてしまうのはNGです。

サウナや水風呂に入っているときこそ、呼吸を意識して、大きくゆっくりと息を吸う、吐く……をくり返す習慣を身につけてください。

その理由は、やはり自律神経にあります。

これまで解説してきたとおり、自律神経は私たちの意志によって筋肉などを動かすことができる神経とは異なり、その意志とは関係なく、無意識下で働き続けている神経です。

意識とは関係なく働く自律神経のおかげで、私たちは睡眠中であっても呼吸が止まらず、心臓などの臓器も働き続けることができます。

しかし、自律神経には、呼吸の影響を受けやすいという特徴があります。

たとえば、緊張したり、不安を感じたりすると呼吸が浅くなって胸がドキドキしますが、深呼吸すると落ち着いて、早くなった鼓動を鎮めることができます。

これは緊張感や不安感によって交感神経が強く働いたときに、意識的に深呼吸をすることで副交感神経の働きを強化して、交感神経の働きを抑えているのです。

つまり、**呼吸によって自律神経をコントロール**しているというわけです。


サウナによって「血管の筋トレ」をするためには、自律神経に刺激を与える必要がありますが、呼吸が浅くなったり、止めてしまうと、自律神経の働きが低下してしまいます。

サウナでも、水風呂でも、大きくゆっくりと呼吸するように心がけてください。


また、ぜひサウナ中にみなさんに実践していただきたい呼吸法があります。

その呼吸法とは、**小林式「3・6呼吸法」**です。やり方はとても簡単です。

まずは**3秒間、鼻から大きくゆっくりと息を吸って**ください。このとき、肺が大きくふくらんでいる感覚をしっかり意識しましょう。次は、**6秒かけて口からゆっくりと息を吐**

きます。吐くときには、肺がギューッと縮む感覚を意識してください。サウナや水風呂に入りながら、大きくゆっくりと「息を3秒吸う、6秒吐く」をくり返すだけでOKです。

私自身、毎日サウナでこの「3・6呼吸法」を実践しています。

その目的は、**ひとつは自律神経のバランスを整えて、その働きを向上させるため**です。サウナや水風呂によって自律神経に適度な刺激を与えながらそのバランスも整えることで、血液の流れを促し、「血管の筋トレ」効果を高めます。

もうひとつは、「呼吸筋」を鍛えるためです。呼吸する臓器は肺ですが、肺は自分だけの力でふくらんだり、縮んだりすることはできません。呼吸筋と呼ばれる肺の周囲にある筋肉が、呼吸のたびに上下する横隔膜《おうかくまく》とともに肺を収納している胸郭《きょうかく》を動かすことで、肺はふくらんだり、縮んだりします。

しかし、通常時の呼吸では、この呼吸筋がダイナミックに動くことがないため、その筋力が衰えてしまい、呼吸が浅くなって酸素量が減少し、息切れしやすくなってしまいます。

サウナの中で「3・6呼吸法」を実践することで、自律神経のバランスを整えるだけでなく、しっかり呼吸筋も鍛えましょう。

小林式「3・6呼吸法」とは?

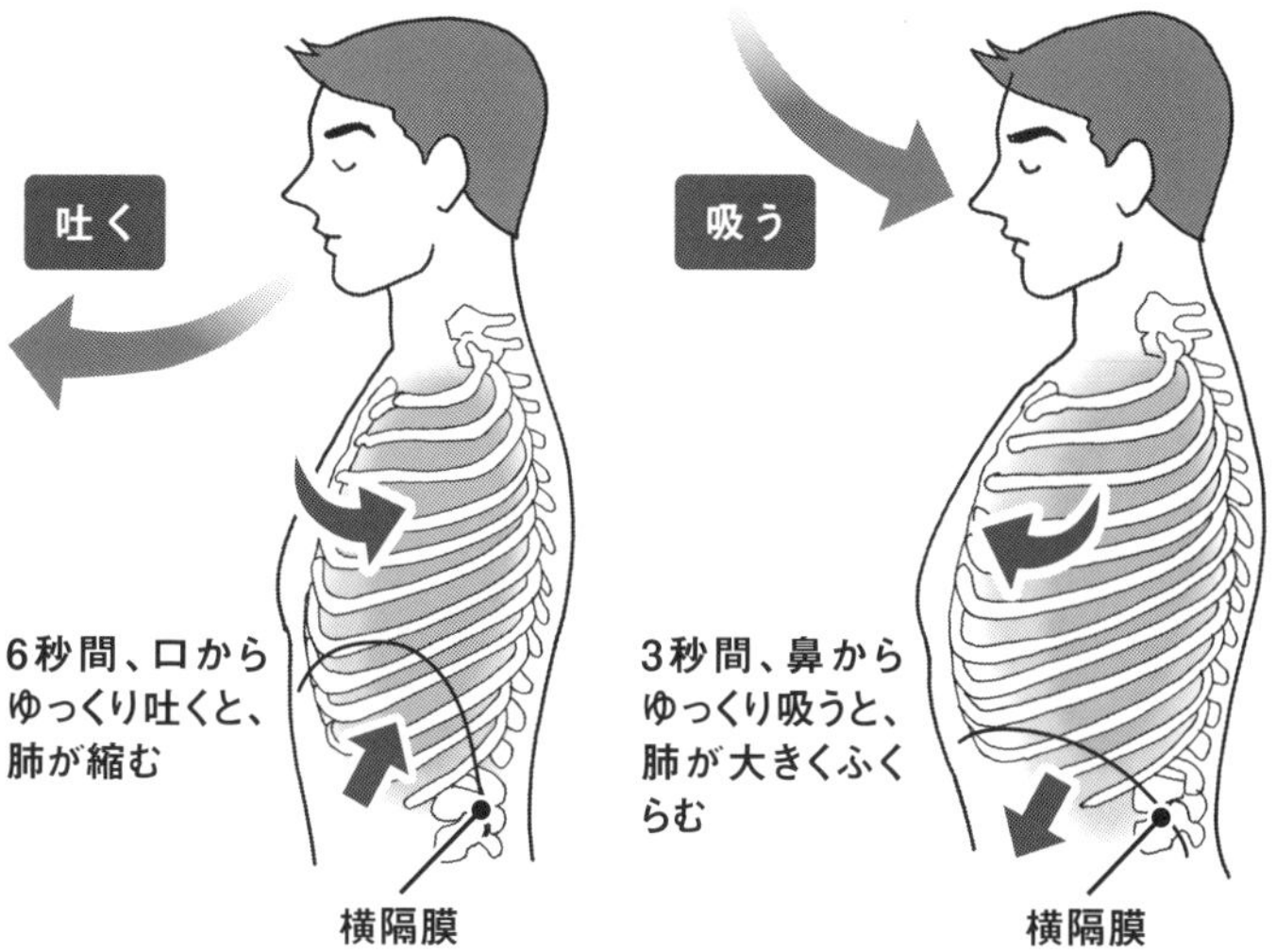
吐く
6秒間、口から
ゆっくり吐くと、
肺が縮む
横隔膜
吸う
3秒間、鼻から
ゆっくり吸うと、
肺が大きくふく
らむ
横隔膜

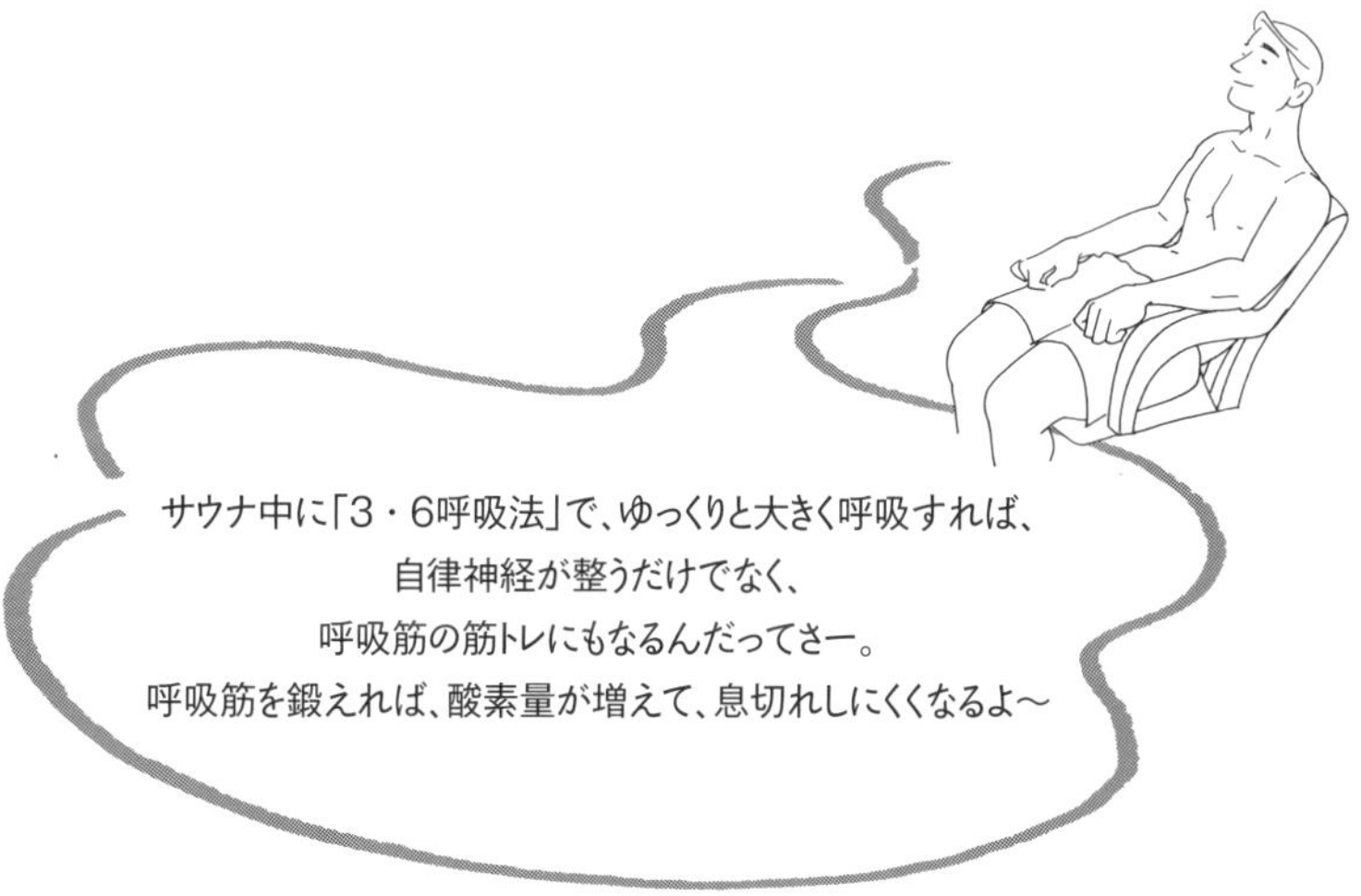
サウナ中に「3・6呼吸法」で、ゆっくりと大きく呼吸すれば、
自律神経が整うだけでなく、
呼吸筋の筋トレにもなるんだってさー。
呼吸筋を鍛えれば、酸素量が増えて、息切れしにくくなるよ～

サウナ中におすすめ！　小林式「サウナ・ストレッチ」

私のルーティンでは、1回のサウナ時間は7分間です。

実は、私自身の健康管理上、この7分間にはとても重要な意味があります。自律神経のバランスを整え、呼吸筋を鍛える「3・6呼吸法」もそのひとつですが、さらに**小林式「サウナ・ストレッチ」**を実践するための大切な時間となっているのです。

たった7分、されど7分、です。7分間でも毎日やれば、その健康効果はやっていない人とは大違いです。

私が開発したこのストレッチは、自律神経を整えるだけでなく、腸はもちろん、全身の組織に健康効果を得られる「動的ストレッチ」のメソッドです。サウナの中でおこなうことを想定し、周囲に迷惑をかけないよう最小の動きで、最大の効果を得られるように考えられています。

温かいサウナの中で体を温めながらこれらのストレッチをおこなうと、筋肉がダイナミックに「伸びる↓縮む」をくり返します。**この筋肉の動きによって血管をミルクしぼりのように刺激することで、血液の流れが促進される**のです。

つまり、**サウナ・ストレッチもまた、「血管の筋トレ」になる**のです。

また、上体を倒す、伸ばす、ねじるなどの動作をおこなうと、腸が連動して動いて刺激を受けます。**その刺激による効果で腸内環境もよくなります。腸の蠕動《ぜんどう》運動を促す効果も期待できるため、便秘や下痢の予防・改善にも好影響**を与えます。

もちろん、おなかの上から腸をもむ「腸もみ」でも同様の効果を受けられますので、こちらも合わせてご紹介します。

私は、健康に関しては貪欲です。

「やれることは、全部やっておこう！」

そんな意識でサウナ時間を過ごしています。もちろん、健康の観点からいえば、サウナは息を詰めてジッと入らないほうがよいのです。周囲の人たちに迷惑をかけないように気をつけながら、ぜひサウナ・ストレッチを実践してみてください。

小林式「サウナ・ストレッチ」のポイント

①ゆっくり呼吸しながら……

②ゆっくりとした動きで……

③自分が「1本の棒」になったイメージで……

※サウナ内ではほかの人との距離を十分にとって、迷惑にならないようにおこないましょう

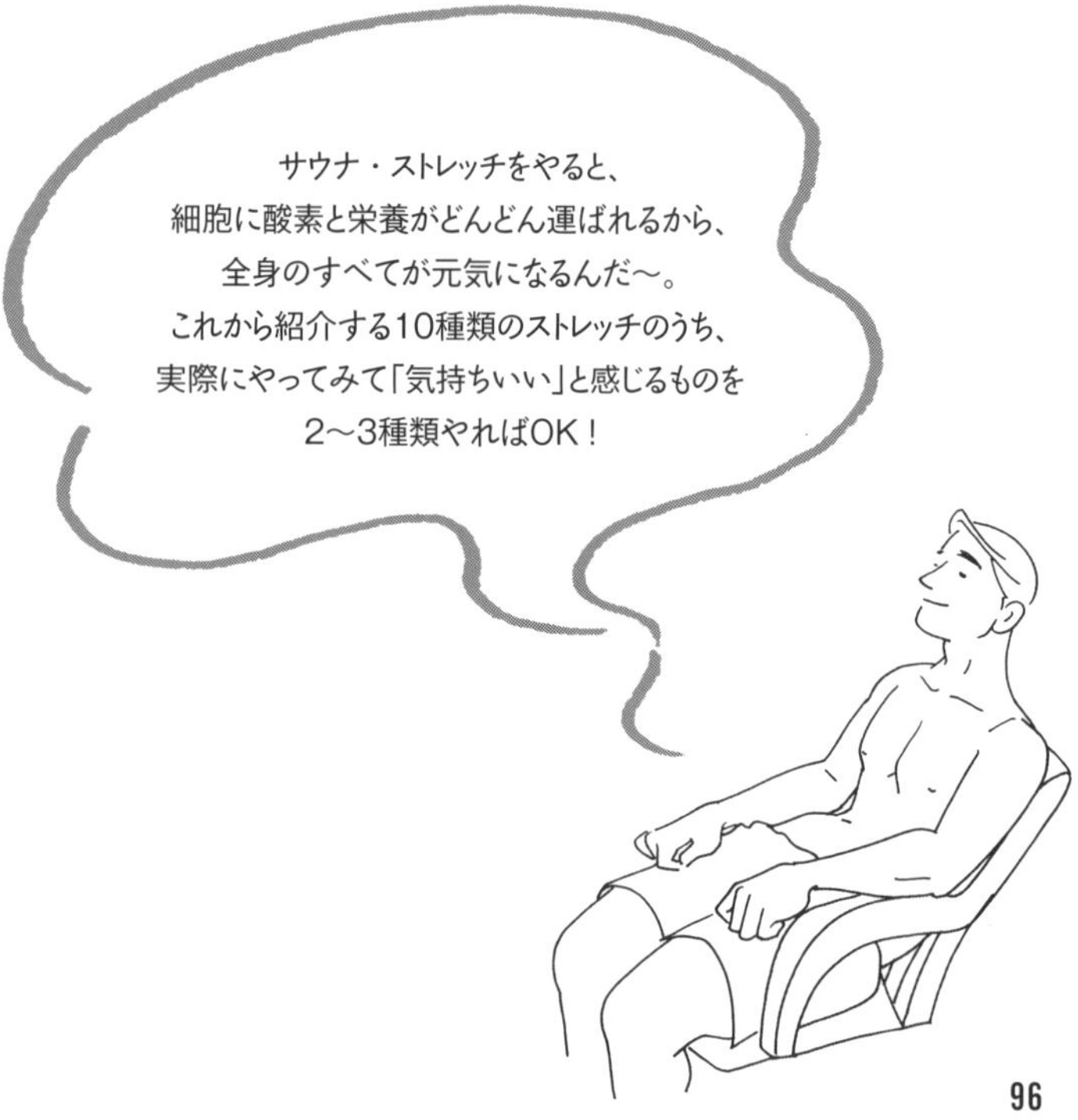
サウナ・ストレッチをやると、
細胞に酸素と栄養がどんどん運ばれるから、
全身のすべてが元気になるんだ〜。
これから紹介する10種類のストレッチのうち、
実際にやってみて「気持ちいい」と感じるものを
2〜3種類やればOK！

サウナ・ストレッチ❶

左右に倒す

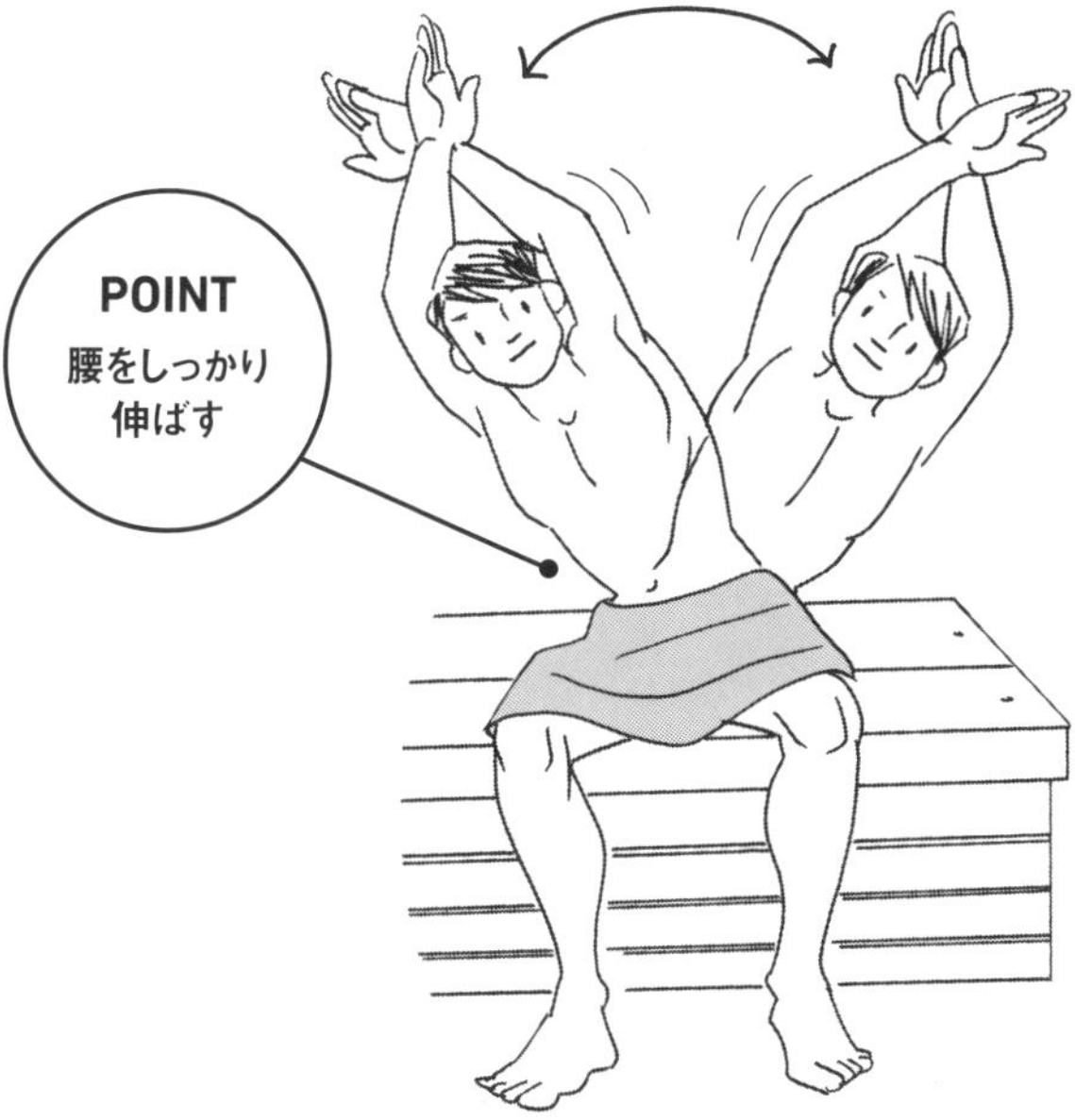

①頭上で両手首を交差させ、深く息を吸いながら上体を伸ばす

②息を大きく吐きながら、ゆっくりと体を左に倒す

③深く息を吸って元の姿勢に戻り、その息を吐きながら、ゆっくりと体を右に倒す

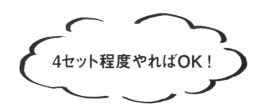

4セット程度やればOK！

サウナ・ストレッチ❷

前に倒す

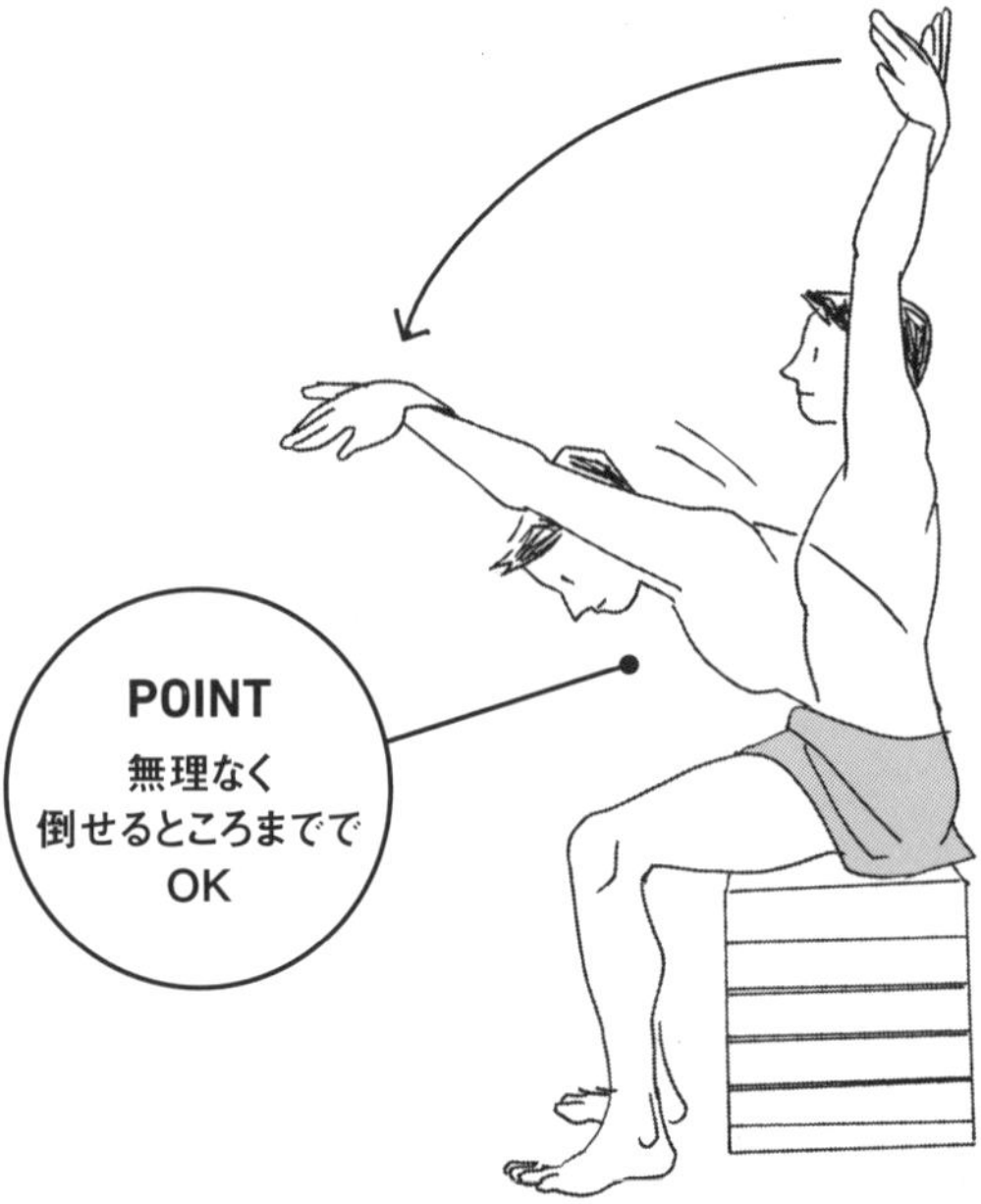
POINT
無理なく
倒せるところまでで
OK

①頭上で両手首を交差させ、深く息を吸いながら上体を伸ばす

②息を大きく吐きながら、おなかに力を入れて上体を前に倒す

③深く息を吸いながら上体を起こして、元の姿勢に戻す

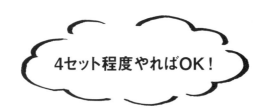

4セット程度やればOK！

サウナ・ストレッチ❸

体を回す

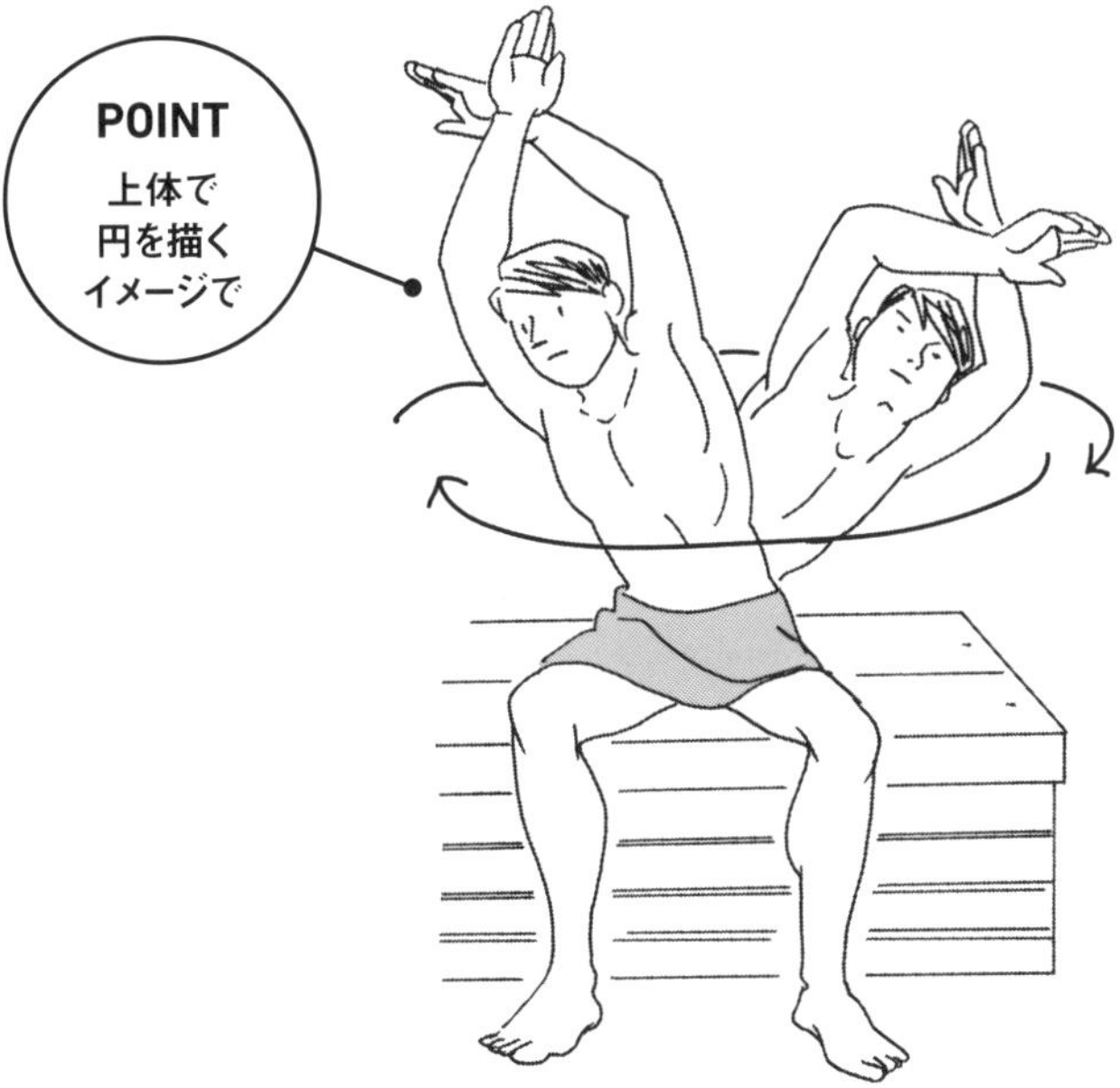

①頭上で両手首を交差させ、深く息を吸いながら上体を伸ばす
②深呼吸しながら、上体を左に回す
③深呼吸しながら、上体を右に回す

4セット程度やればOK!

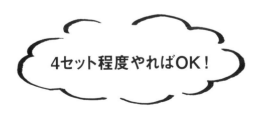

サウナ・ストレッチ❹

左右にねじる

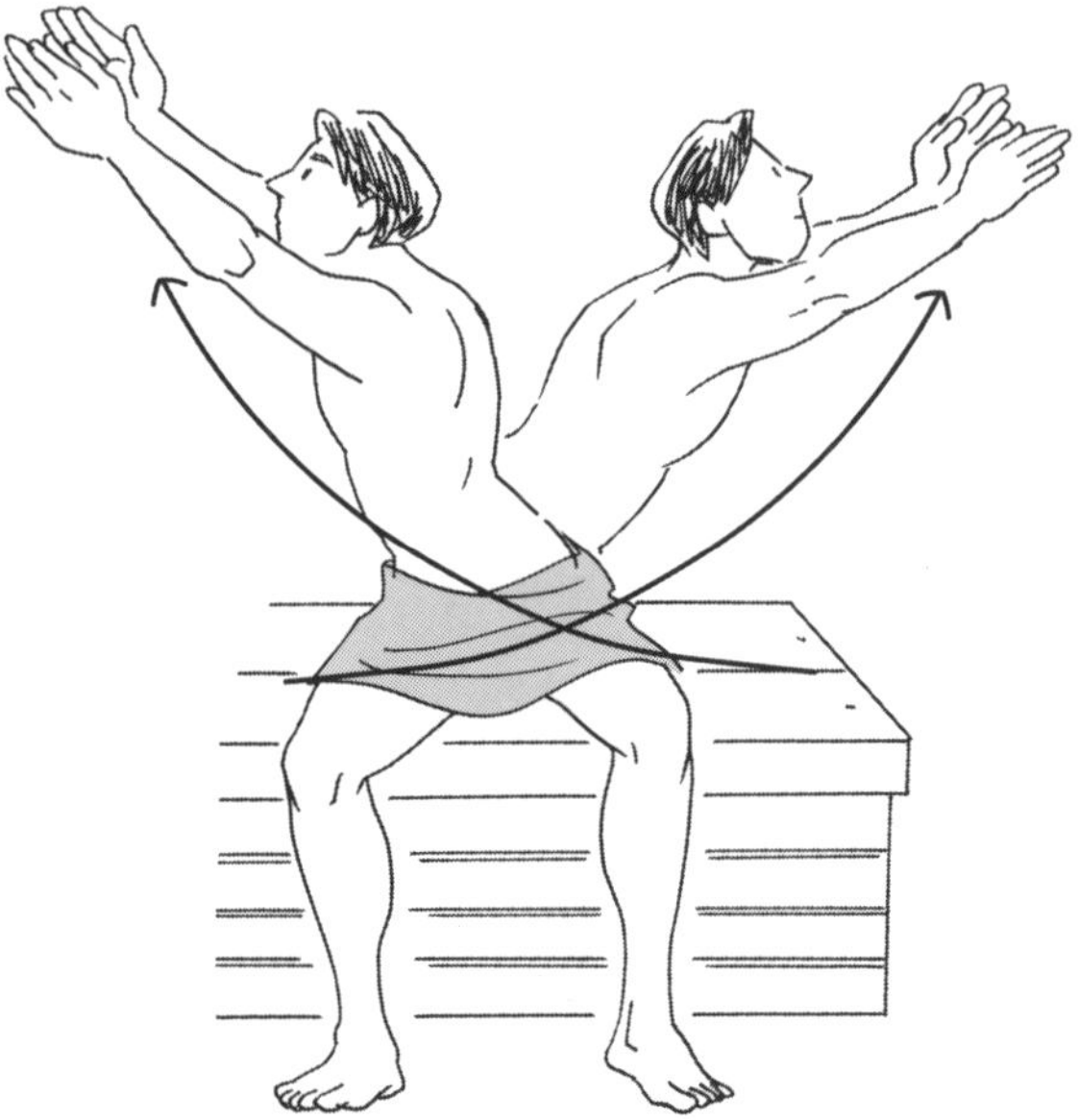

①両腕を肩から下にまっすぐおろした体勢から、深呼吸しながら、両腕を右斜め上に大きく振って、上体を右にねじる

②深呼吸しながら、両腕を左斜め上に大きく振って、上体を左にねじる

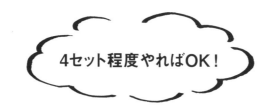

4セット程度やればOK！

サウナ・ストレッチ❺

おなかをしぼる

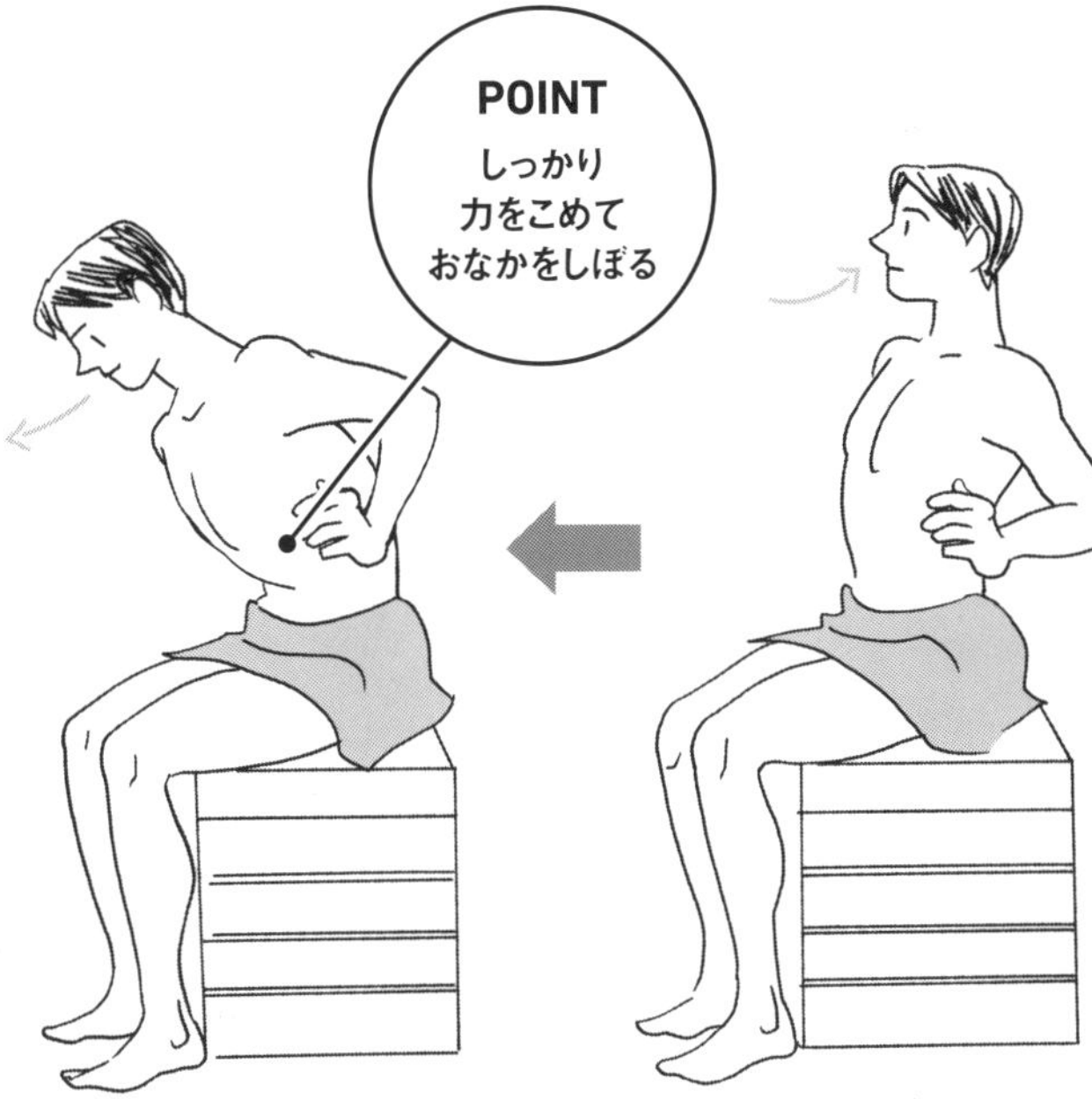
POINT
しっかり
力をこめて
おなかをしぼる

①両手で肋骨のすぐ下あたりをつかみ、大きく息を吸いながら上体を伸ばし、軽く体を反らせる

②脇腹の肉をへそに集めるようなイメージで、手でおなかをしぼり、息を吐きながら上体を軽く前に倒す

4セット程度やればOK！

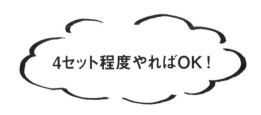

サウナ・ストレッチ❻

肩甲骨を開く

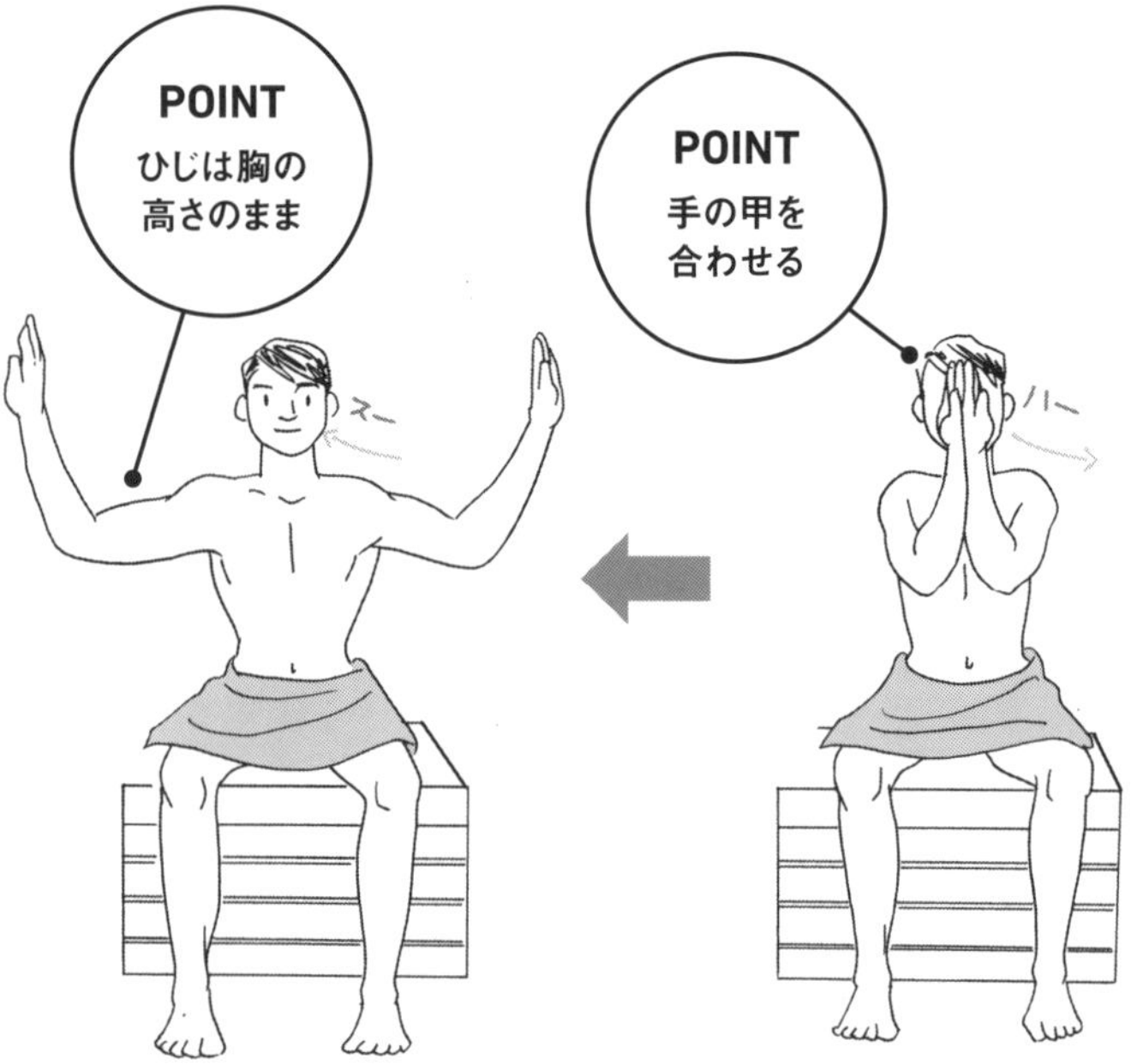
POINT
ひじは胸の
高さのまま
POINT
手の甲を
合わせる

①両ひじを胸の高さまで上げる。大きく息を吐きながら両腕を内側にひねって、手の甲を合わせる

②大きく息を吸いながら、手のひらを外側にむけて両腕を開いて、肩甲骨をしっかり寄せる

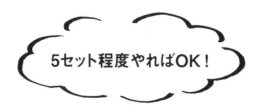

5セット程度やればOK！

サウナ・ストレッチ ⑦

首を回す

POINT
手首を交差させて
腕が
下がらないように
固定する
注意
急激に
回すと危険！
必ずゆっくり回す

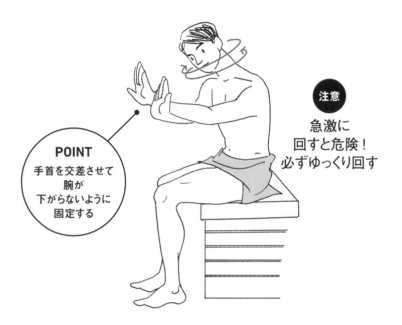

①両腕を前に伸ばし、手首を交差させて腕が下がらないように固定する

②深呼吸をしながら、首を右に回す

③同じように、首を左回りに回す

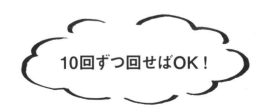

10回ずつ回せばOK！

サウナ・ストレッチ❽

肩を回す

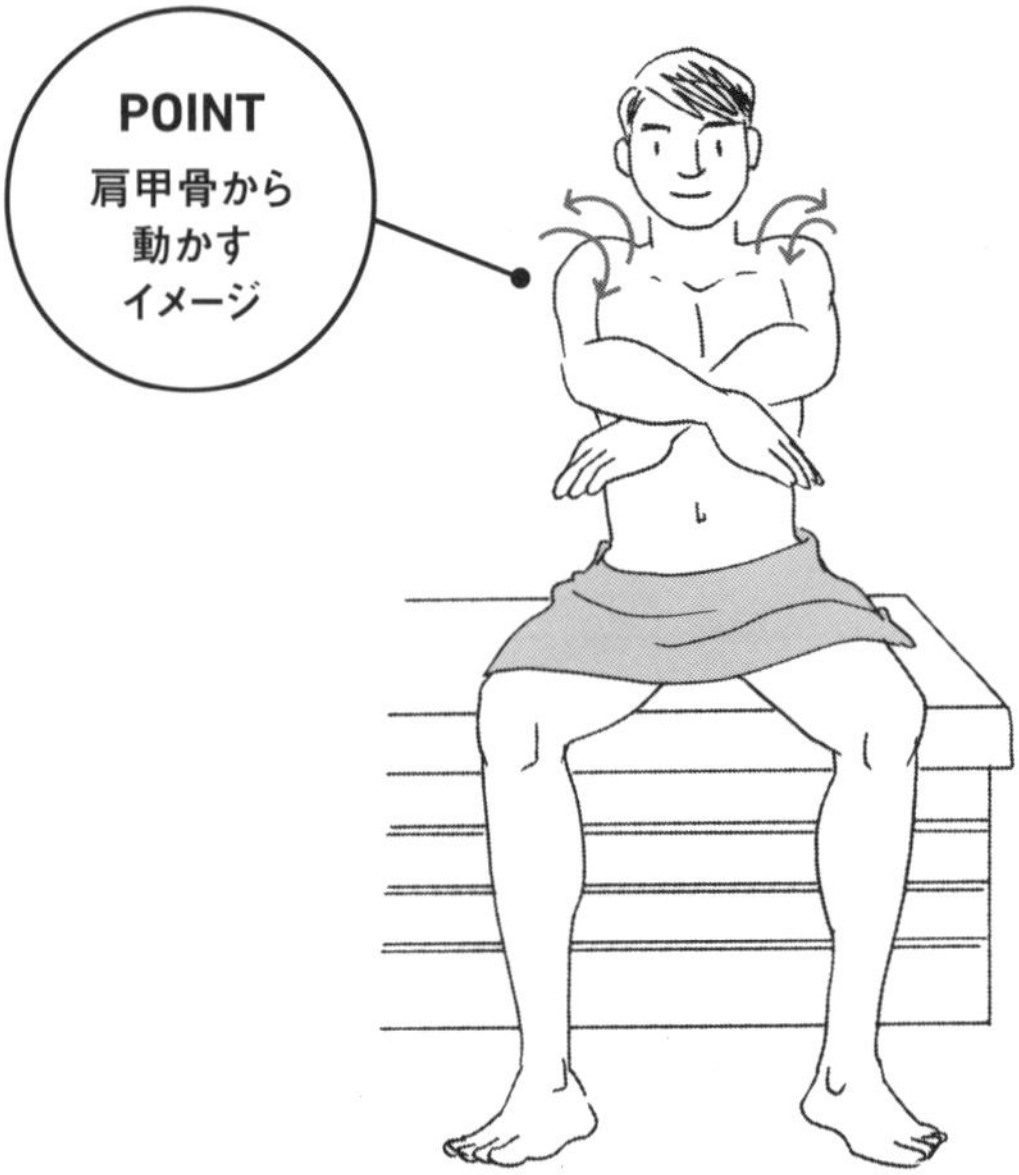

POINT
肩甲骨から
動かす
イメージ

①両腕を胸の高さで前方に伸ばし、手首を交差させる
②深呼吸をしながら、両肩を前方向に回す
③深呼吸をしながら、両肩を後ろ方向に回す

5セット程度やればOK！

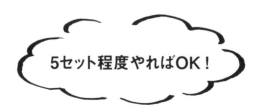

サウナ・ストレッチ❾

上半身をひねる

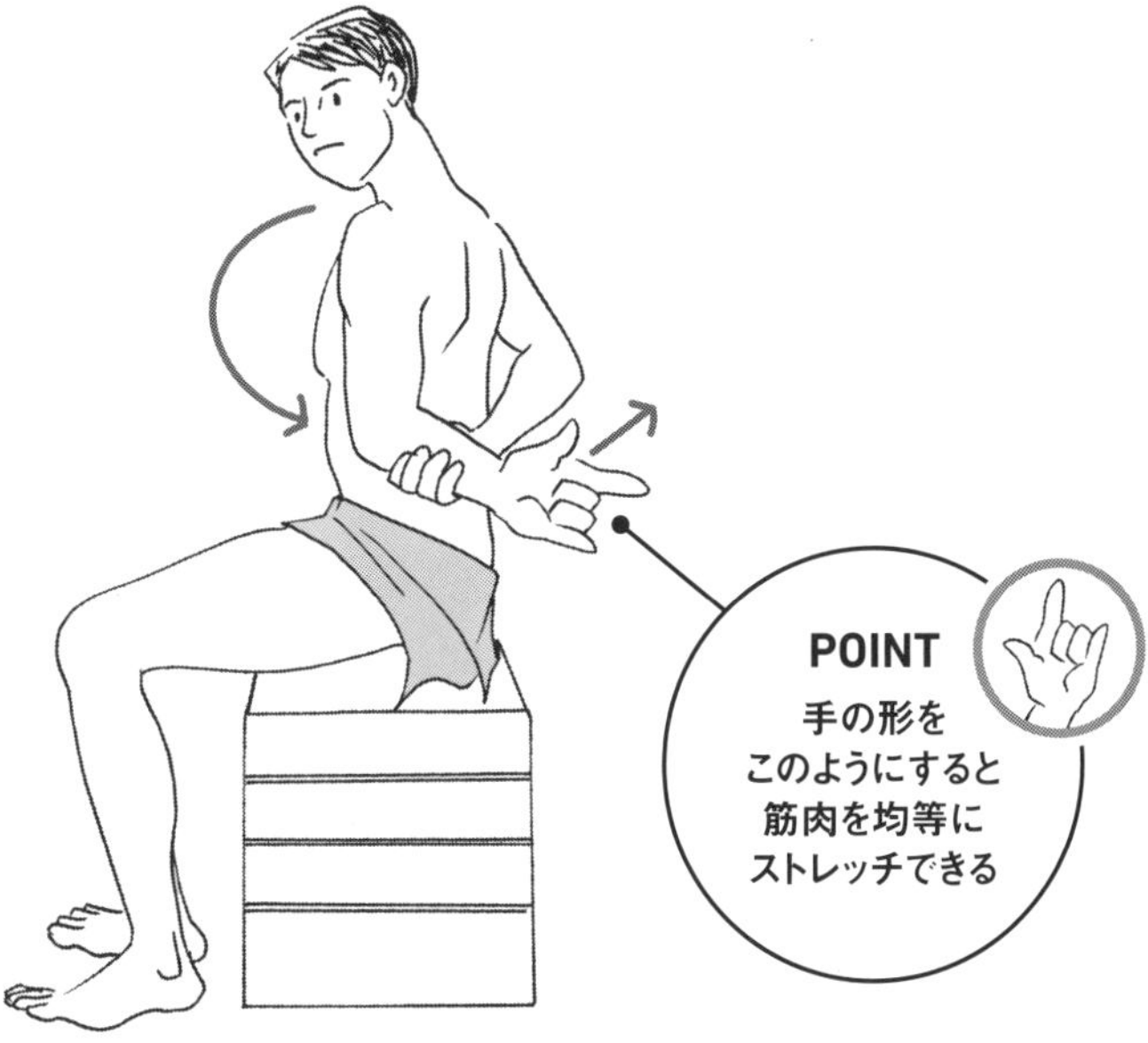
POINT
手の形を
このようにすると
筋肉を均等に
ストレッチできる

①両腕を後ろに回して、左手首を右手でつかむ。左手は、POINTのような形にする

②深呼吸をしながら、右手で左手を引っぱって、上半身を左にひねる

③上半身を戻し、左手と右手を入れ替えて①の体勢をとり、深呼吸をしながら、左手で右手を引っぱって、上半身を右にひねる

10回ずつひねればOK！

サウナ・ストレッチ ⑩

腸をもむ

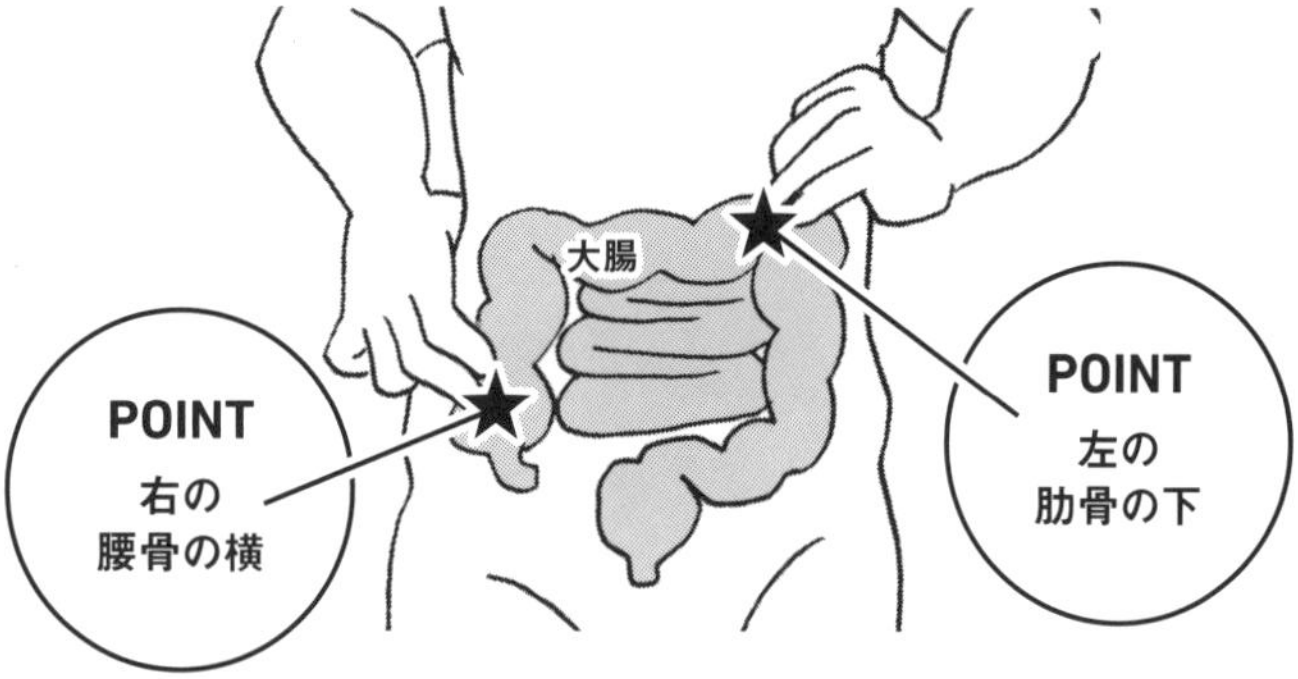
大腸
POINT
右の
腰骨の横
POINT
左の
肋骨の下

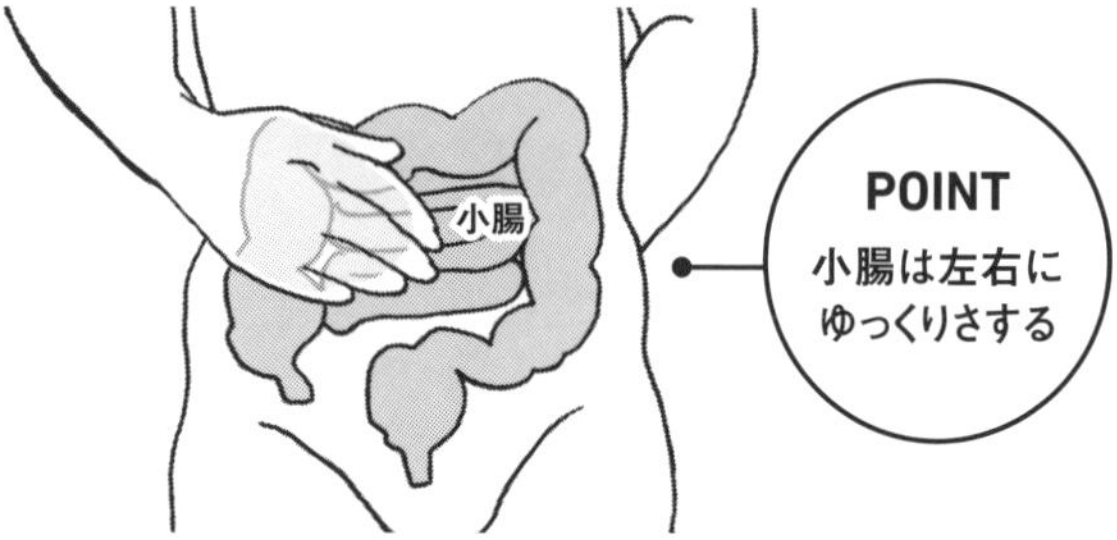
小腸
POINT
小腸は左右に
ゆっくりさする

①大腸は2カ所の★マークの部分に便が滞りやすいので、深呼吸をしながら、重点的にゆっくりもみほぐす

②大腸の内側にある小腸は、手をおわん型に軽くまるめて、左右にゆっくりとさする

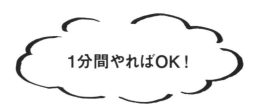

1分間やればOK！

3分間の「サウナ瞑想」で自律神経を整える

電話やインターネットなどから遮断される環境で、自動的に**デジタルデトックスできるサウナは、瞑想の場としても最適**です。私は自律神経のバランスを整えることを目的としたメディカルな瞑想方法を開発し、紹介していますが、**サウナの中で瞑想をすることで、その効果はさらに大きくなる**と考えています。

やり方は、とても簡単です。一般的な瞑想では、座禅を組み、親指と人差し指で輪をつくり、手のひらを上にするスタイルでおこないますが、これから紹介する**「サウナ瞑想」**は、姿勢にはこだわりません。大切なのは、体が力むことなくリラックスできることですので、楽な姿勢でおこなっていただければ結構です。

目を閉じて、日々の生活や出来事を思い浮かべながら、感謝の気持ちを想起しましょう。

また、口角を少し上げて笑顔をつくってください。90〜93ページで紹介した3・6呼吸法でゆっくりと大きく呼吸しながら、感謝の気持ちを抱きつつ、心静かに3分間過ごしましょう。

呼吸が浅くなったり、息を止めてしまうと自律神経の働きが落ちてしまうので、意識的に大きくゆっくりとした呼吸を心がけてください。

最初のうちは、テレビのないサウナのほうがやりやすいですが、慣れてくるとテレビのあるサウナでも映像や音声などが気にならなくなり、どんな環境のサウナでもできるようになります。

理想的なタイミングは、各々のルーティンの**最終回のサウナ、その最後の3分間**。つまり、**サウナの最後は「サウナ瞑想」で締める**わけです。

瞑想には、副交感神経の働きを高める効果があるため、サウナの最後におこなうことで自律神経のバランスはさらに整いやすくなります。朝のサウナ時であれば、日中の脳のパフォーマンスがさらに高まることでしょう。また夕方であれば、睡眠の質がグンと高まる効果が期待できます。

サウナ瞑想で副交感神経の働きを高める

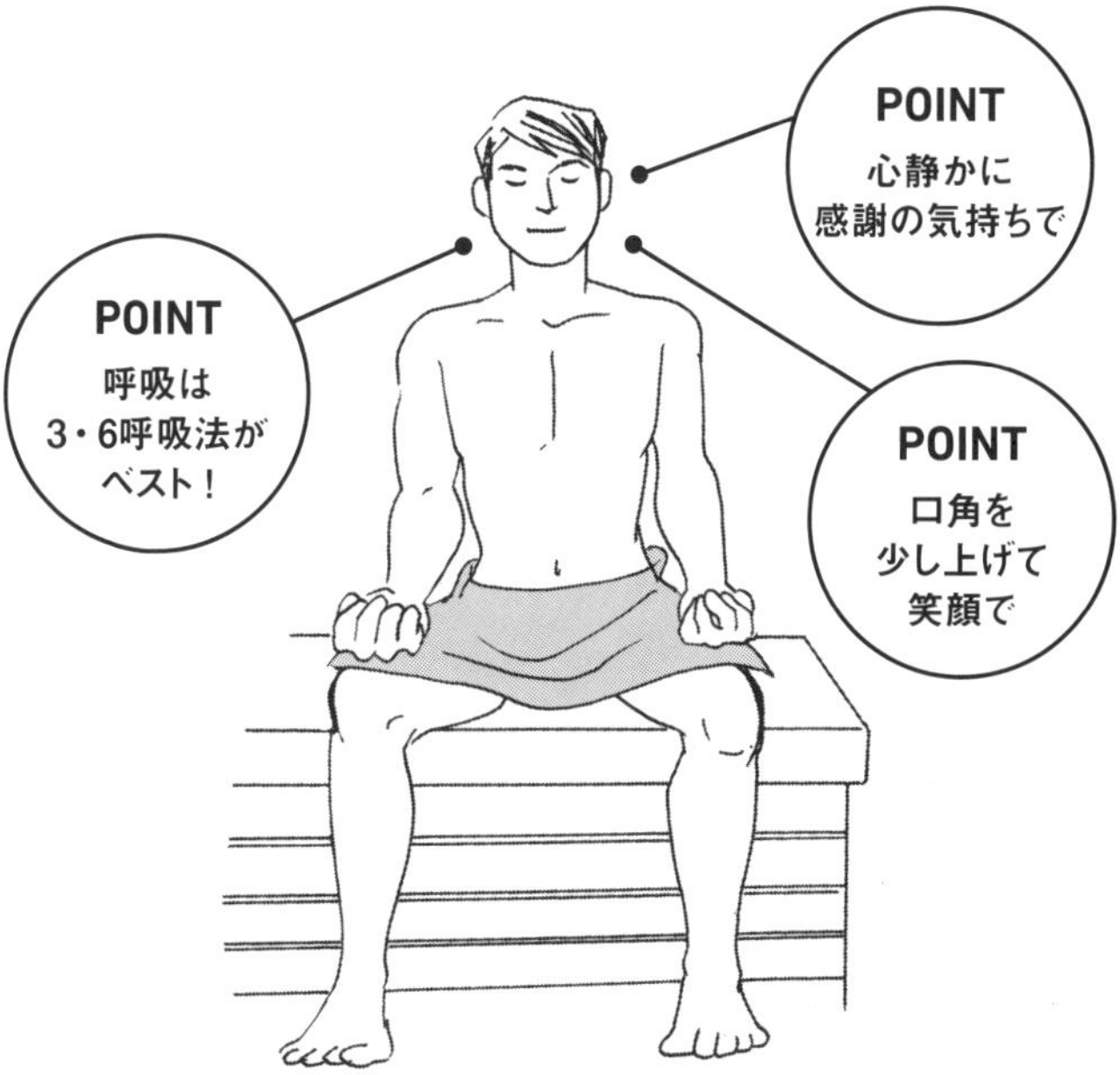
POINT
呼吸は
3・6呼吸法が
ベスト！
POINT
心静かに
感謝の気持ちで
POINT
口角を
少し上げて
笑顔で

①姿勢は、必ずしも座禅でなくてよい。力まずに、リラックスできればOK

②目を閉じて、日々の生活や出来事を思い浮かべ、感謝の気持ちを想起する。口角を少し上げて、笑顔をつくる

②3・6呼吸法（90〜93ページを参照）で、ゆっくりと大きく呼吸しながら、3分間心静かに過ごす

脳のパフォーマンスや
睡眠の質が高まる！

サウナ中は水分補給を忘れずに

サウナを利用する際には、必ず水分補給を忘れないようにしてください。

サウナに入ると大量の汗をかくため、当然体は脱水状態になります。口やのどの渇きをがまんして放置すると、やがて脱水症状を引き起こし、体がだるくなる、立ちくらみがする、微熱が出るなどの症状が出ます。さらに悪化すれば、意識を失ったり、血圧が低下してしまうこともあります。

また、血液が濃くなって血栓ができやすくなるため、心筋梗塞や脳卒中を引き起こすリスクも高くなります。

かつて、私は救急外来の診療もおこなっていたため、サウナで倒れて救急車で運ばれてくる患者を何人も診てきました。その患者の多くは、**水分補給をがまんしたことでひどい脱水状態に陥って倒れた人たち**です。中には、危うく命を落としかけた人もいました。

脱水症状は、軽視できない危険なものです。**安全に感じるサウナであっても、水分補給のタイミングを少し誤るだけで、倒れてしまうこともある**と知っておいてください。

私が通っているジムのサウナは、ペットボトルの持ち込みは不可ですが、給水機の水を紙コップに入れて持ち込むことはＯＫなので、水分補給をしながらサウナに入っています。実は、このように**「水分補給しながら入る」ことこそ、医学的に正しい本当のサウナの入り方**なのです。

飲料の持ち込みを禁じているサウナも多いので、その場合には、サウナに入る前に、もしくは出たあとに、必ずこまめに水分補給するようにしましょう。

サウナ中の水分補給に適している飲み物は、**経口補水液やスポーツドリンクが理想です。**経口補水液やスポーツドリンクには、食塩とブドウ糖が入っているため、水と比べて小腸からの水分吸収がスピーディになるからです。

もちろん、**水でもまったく問題ありません**ので、適宜水分補給するようにしましょう。

水風呂が苦手な人はどうすればいいのか？

「サウナは好きだけど、水風呂は苦手……」

そういう人は、結構多くいらっしゃると思います。そんな方は、ぜひ一度、**手首から先を水風呂につけずに入ってみて**ください。

人間の手のひらは、車の部品でいえば「ラジエーター」の役割を果たしています。ラジエーターとは、エンジンがオーバーヒートしないように冷却する部品のことです。

みなさんは**「手のひら冷却」**という言葉をご存じですか？　**熱中症の初期症状を改善するための体の冷やし方**をいいます。洗面器に10～15度の冷水を張って、そこに5～10分両手をつけるという方法です。暑さの厳しい日に、ぜひ試してみてください。きっと思っているよりもずっと早く、体が涼しく感じられるはずです。

水風呂が冷た過ぎるときの入り方

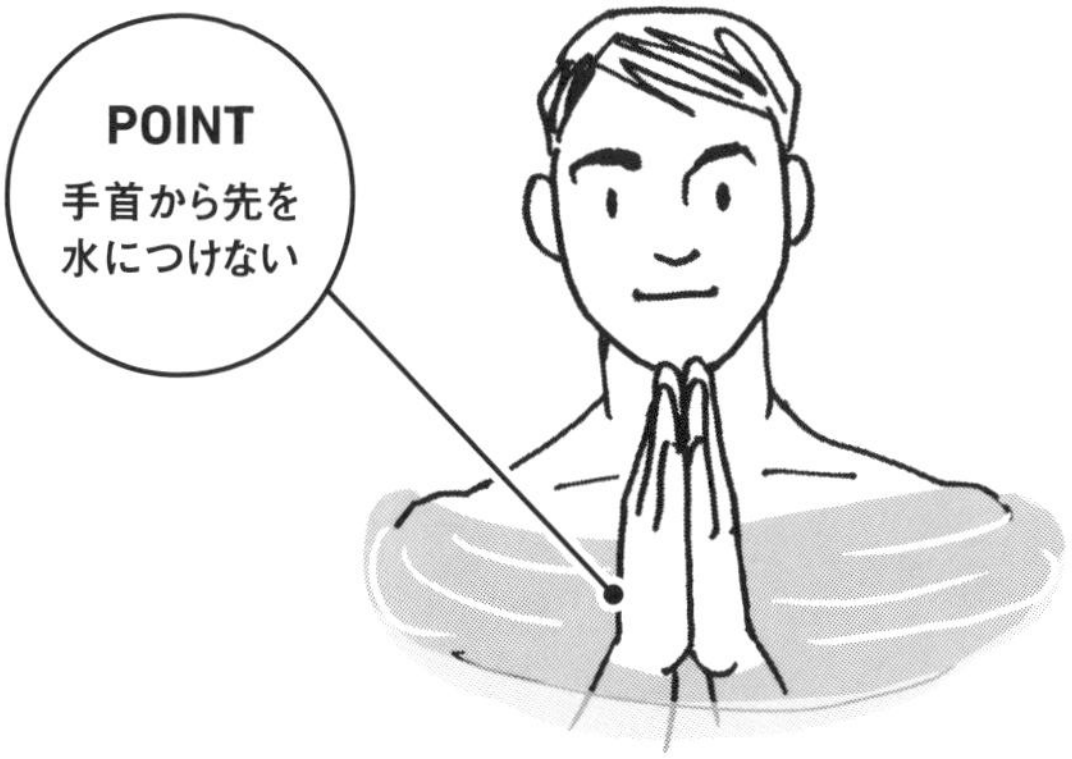
POINT
手首から先を
水につけない

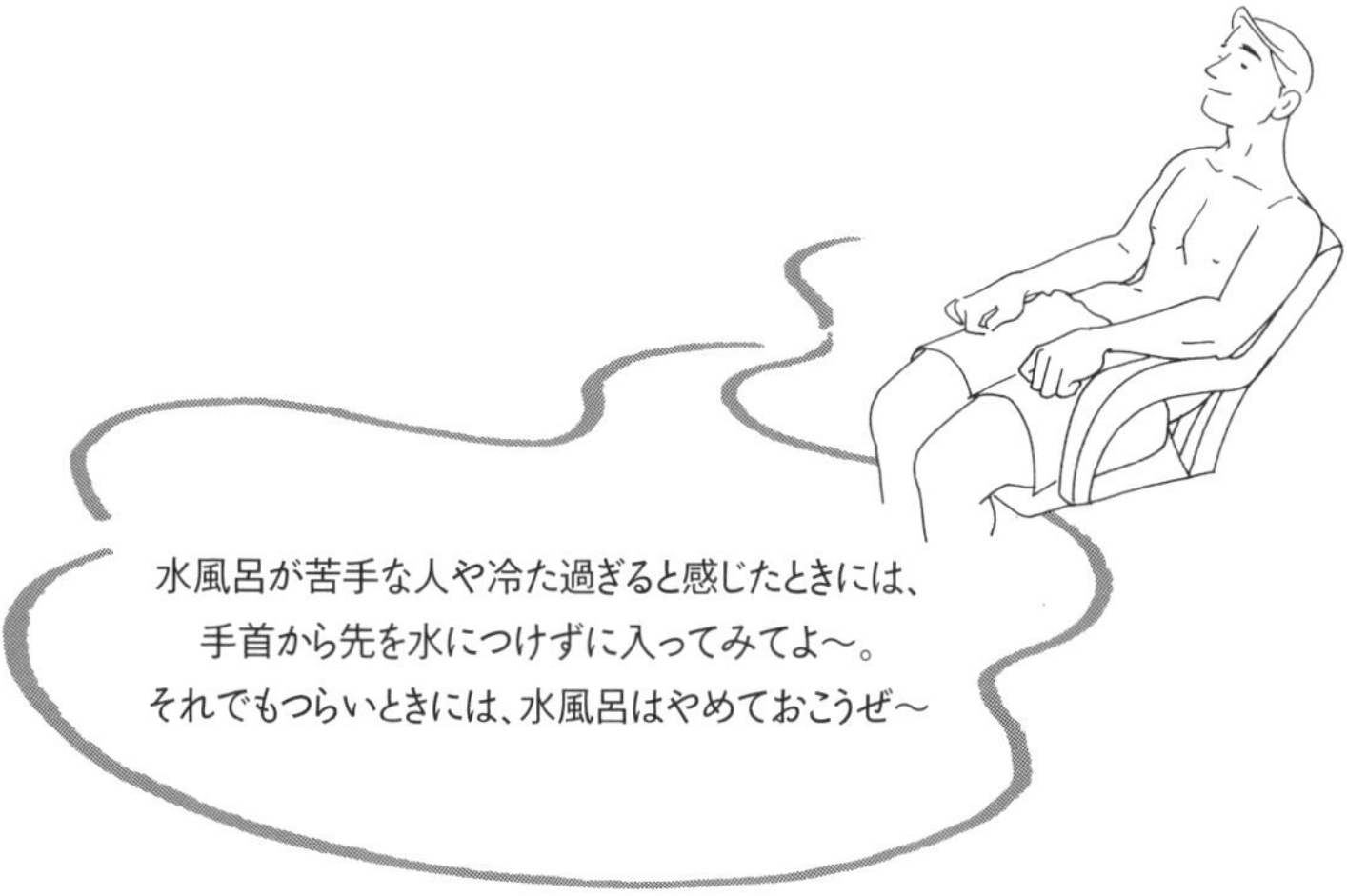
水風呂が苦手な人や冷た過ぎると感じたときには、
手首から先を水につけずに入ってみてよ〜。
それでもつらいときには、水風呂はやめておこうぜ〜

この**手のひら冷却を逆に利用すればいい**わけです。手のひらというラジエーターを作動させないことで、体の冷え方をゆるやかにする方法……ぜひ、試してみてください。

手首から先を水風呂につけない入り方を試してみても、やっぱり水風呂がダメという人は、必ずしも入らなくてOK……というよりも、無理に入らないでください。

そもそも、「サウナ→水風呂」というメニューが絶対であるわけではありません。**水風呂が苦手であれば、水シャワーでもいいですし、季節が冬であれば、サウナを出てそのまま外気浴という流れもおすすめ**です。

血液型が4タイプあるように、人の体には個人差があります。**健康法は、何より無理がないことが大切**です。

「気持ちいいな。自分には、このやり方がいいみたいだな……」

そう思えるルーティンが、最高のサウナの入り方なのです。

手を水風呂につけない入り方を試すと、最初は冷た過ぎるように感じても、体に合う人であれば、すぐに「気持ちいい」という感覚がくるはずです。ただし、がまんをして、長く粘り過ぎると深部体温が下がりきってしまい、危険な状態になることもあります。

「これはキツいな……」

そう感じる場合は、体が危険を知らせるサインですので、決して逆らうことなく、素直にやめるようにしましょう。

私はサウナが大好きです。自分が大好きなことをほかの誰かにすすめたいと思うのはわかりますし、私もいま同じ気持ちでこの原稿を執筆しています。しかし、いくら**自分にとって最高の習慣でも、他人に無理を強いるのは禁物**です。

「サ道」は楽しいブームですが、「道」の部分は人それぞれです。ぜひ、本書を参考にみなさんのサウナ健康法をオーダーメイドしてみてください。

夏や冬におすすめのサウナの入り方

サウナに入ったときの体の反応は、当然季節によって違います。

私の経験でいっても、夏より冬のほうがサウナに入りやすく、その反面としてなかなか汗が出てこないということがあります。特に寒さの厳しい1～2月頃は、ルーティンの7分間を過ぎても汗が出ないこともあります。

逆に夏は、サウナに入る瞬間が少しつらく感じます。しかし、少し入るだけでドッと汗がふき出してきて、サウナ時間の短さに対する成果報酬の多さにうれしくもなります。

夏であれば、サウナに入る前に軽く水シャワーを浴び、体の表面を冷やしてから入れば、とても入りやすくなります。気をつけるべきは、サウナを出たあとの休憩時間です。

火照りが残る体で服を着て帰ってしまうと、外気に触れたとたんに大汗をかいてしまい、その不快感がストレスになったり、冷房で汗が冷やされて風邪を引いてしまうこともあるでしょう。

だからといって、通常以上に水風呂に長く浸かって、体の芯まで冷やそうというのも賢明ではありません。

水風呂で冷やしただけでは、体は深部体温の低下を抑えようとして熱を保持するため、夏の外気に触れた瞬間にその熱が放散され、大量の汗をかいてしまいます。また、長く水風呂に入り過ぎると、深部体温が下がり過ぎて危険です。

では、どうすればいいのかというと、**医学的に正しいのは「最後の休憩時間を長くして、体を通常モードに戻す」ということに尽きる**と思います。

では、冬はどうすればよいのでしょうか。

前述のとおり、あらかじめ体が冷えているため、冬のほうがサウナには入りやすいです。やはり、注意したほうがいいのは、サウナを出たあとです。寒い冬ですので、ポカポカに温かいまま帰りたくなるかもしれませんが、**厚着する冬場は夏以上に体温がこもりやすく、着衣後に汗をかきやすい**ものです。「サウナ→水風呂」のあとは、しっかり休憩をとって、夏と同様に体を通常モードに戻しましょう。

つまり、**季節を問わず、サウナのあとにはしっかり休憩をとることによって、常に体を通常モードに戻してから帰ることが重要**であるということです。

ロウリュ、アウフグース、サウナハットの健康効果は？

「ロウリュ」とは、フィンランドのサウナの習慣で、熱せられたサウナストーンに水をかけ、熱い蒸気を発生させるやり方です。サウナ室内の温度も上昇しますが、大量の蒸気によって湿度も高くなり、発汗しやすくなります。

一方**「アウフグース」**とは、ロウリュと同じくサウナストーンに水をかけて蒸気を発生させますが、さらに専門スタッフがあおいで利用者へ向けて熱風を送ります。熱波のような風を浴びることで、大量の汗が一気にふき出すドイツ発祥のものです。

ともにサウナによる発汗効果を高めるものですが、**健康効果は普通のサウナと変わらない**と思います。要は、「気持ちいい」と感じるかどうかです。「気持ちいい」と感じられるのであれば、サウナと同じ健康効果を得られると思ってよいでしょう。もしも熱過ぎると感じるのなら、ストレスになるだけなので、がまんすることなく止めたほうがよいです。

ただし、ロウリュにおいて、**サウナストーンにかける水にアロマオイルなどを混ぜることもありますが、これは健康効果をさらに高める**と思います。なぜなら、よい香りをかぐことは、自律神経のバランスを整える効果があるからです。

自律神経は、五感の働きと密接に関係しているので、香りだけでなく、サウナ中に心地よい音楽に耳を傾けたり、美しい景色や映像を見ることでも、同じように健康効果を高めることが期待できます。

また最近、サウナ内で帽子をかぶっている人を見かけることが多くなりました。いわゆる**「サウナハット」**と呼ばれる帽子で、断熱性の高いウール製のフェルトなどで作られているため、**サウナの高温と乾燥による髪へのダメージを防ぐ**、あるいは**頭がのぼせるのを予防する**効果があります。北欧などでは、ポピュラーだそうです。

私自身はサウナハットを利用していませんが、髪や頭を守る一定の効果はあると思いますし、ファッション的な楽しみも得られるのであれば、よい習慣だと思います。

汗をかきにくい人ほどサウナに入るべき

汗のかき方にも個人差があって、汗っかきの人もいれば、なかなか汗をかかない人もいます。汗っかきの人も過度であれば、多汗症《たかんしょう》の疑いがあるため気をつける必要がありますが、特に**汗をかきにくい人は放置せずに注意したほうがよい**でしょう。

汗は皮膚にある汗腺《かんせん》から分泌されますが、寒いところや冷房の効いた部屋ばかりで過ごす、あるいは運動する習慣がないなどの理由で、汗をかかない生活を続けていると汗腺の活性が衰えてしまい、暑くなっても汗をかきにくくなります。

汗をかかないと汗とともに熱を放散しにくくなるため、夏バテしやすくなったり、熱中症のリスクも高くなるため、夏場は特に危険です。

また、**汗をかきにくい人の体は、血液などの体液がうっ滞《たい》していることが多く、血流障害があるケースも多い**のです。

汗をかきにくくなる原因は、汗をかく習慣がなく汗腺が不活性化するためですので、予防・改善するためには、**1日20分程度は意識的に汗をかくようにすることが有効**です。

つまり、**汗をかきにくい人ほど、サウナを習慣化したほうがよい**といえます。

衰えてしまった汗腺を、ぜひサウナの力でよみがえらせましょう。

持病がある人は必ず医師と相談しよう

基本的には、**サウナは生活習慣病を予防・改善するためには有効**であると考えます。

特に肥満や脂質異常症、高血圧、糖尿病、軽度の動脈硬化は、血流障害によって引き起こされる疾患であるため、**血液の流れをよくするサウナにはすぐれた効果がある**といっても過言ではありません。

これらの疾患を抱えて医療機関にかかると、必ず医師からウォーキングなどの運動をするようにすすめられると思いますが、その目的は血行を促進することです。

つまり、**生活習慣病を予防・改善する意味において、サウナは運動の習慣の代替になる**わけですので、中高年以上の方には、ぜひサウナ習慣をとり入れてほしいと思います。

ただし、**通院が必要なレベルで症状が進行している人は、必ず主治医に相談してOKをもらってからサウナを利用する**ようにしてください。

特に重度の高血圧やかなり動脈硬化が進行している人がサウナや水風呂に入ると、いわゆる**ヒートショックを引き起こして心筋梗塞や脳卒中を発症したり、動脈瘤があれば破裂してしまう危険もあります。**

ひと口に高血圧といっても、いわゆる普通の高血圧である本態性《ほんたいせい》や血管性のタイプの他に、副腎性、腎臓性など、ほかの病態が原因となっている場合もあるため、サウナが利用できるかどうかを自己判断するのは危険です。**かかりつけ医であれば容易に判断できる相談ですので、サウナを利用する前に、必ず主治医の意見を聞くようにしましょう。**

また、特に疾患を抱えていなくても、**サウナに入るとすぐに動悸が激しくなったり、不**

整脈が出てしまう人は、サウナの利用を控えたほうがよいでしょう。その理由は、動悸が激しくなる、あるいは不整脈が出るのは、サウナの温度変化に心臓が耐えられず、体にストレスがかかっている証拠だからです。

酒を飲んでサウナは絶対にダメ

深夜まで酒を飲んで終電を逃してしまい、サウナに泊まるという人も少なくないと思います。もちろん、サウナの休憩室で眠るだけであれば問題ないのですが、**酒を飲んでからサウナに入るのは大変危険**なので絶対にやめましょう。

酒を飲んだ人の体は、脱水状態になりやすくなります。大量の汗をかくサウナも脱水を促すものですので、**酒を飲んでサウナに入ると間違いなく脱水症状に陥ってしまう**のです。ひどい場合は、そのままサウナで意識を失って倒れてしまうこともあります。

私が救急外来を担当していたときに、サウナで倒れた急患を多く診てきたことはすでにお話ししましたが、その中にも酒を飲んでサウナに入った人が少なからずいました。

酒を飲むと体が脱水状態となる理由は、主に2つあります。

ひとつは、アルコールによる利尿作用です。飲酒によって摂取した水分量よりも、多くの水分が尿によって排出されてしまうため、脱水してしまうのです。

特にビールは利尿作用が高いとされているため、注意が必要です。**サウナに入りながら、合間に冷たいビールを飲む……いかにもサウナにありそうな光景ですが、医師という立場からいえば完全にNG**ですのでやめましょう。

もうひとつは、アルコールを分解するときに体が水分を必要とするためです。

アルコールを分解するときに産生されるアセトアルデヒドは、体内で酢酸に分解されてから、さらに二酸化炭素と水に分解されます。二酸化炭素は呼吸で、水分は尿や汗となって体外に排出されます。この分解のプロセスの中で働く酵素が水を必要とするため、脱水しやすくなるのです。

また、毒性が強いアセトアルデヒドは、体内の水分量が少なくなると、その排出が遅れてしまうため、二日酔いになりやすくなります。酒を飲んでからサウナに入る理由として、アルコールを抜くために……という人がいますが、サウナで脱水してしまうとアセトアルデヒドの分解と排出が遅れることになるので、まったくの逆効果です。ぜひ、この事実を知っていただいて、飲酒後に入るというサウナの誤った使い方はやめてください。

サウナは決して裏切らない

サウナの入り方は、十人十色。それぞれの「気持ちいい」という感覚に従って、日々、サウナのルーティンを変えていくほうが医学的には正しいと考えています。

しかし、本当に体調が悪いときには、サウナに入っても絶対に「気持ちがいい」とはなりません。私たちが「気持ちいい」と感じるのは、必ず血管が開いているときです。

血管が開くのは、副交感神経が十分に働いているときですので、当然体はリラックス状態にあります。心身がともに伸び伸びとしていないと、気持ちよくはならないのです。

もちろん、疲れたときや元気がないとき、若干体調がすぐれないときに、サウナに入ることでシャキッとすることはあります。多少調子が悪い程度であれば、むしろサウナに入ることはおすすめできます。その場合も自分の体と十分相談をして、いつもよりサウナに入る時間を短くするなどの工夫をしながら利用してください。

しかし、**本当に体調が悪いときには、高温であるサウナの環境は体にストレスを与える地獄**でしかありません。そんなときは、生活の中の大事なルーティンであっても、その日はサウナに入ることをスパッとあきらめるようにしましょう。

体調が戻り、元気になってからサウナを楽しめば、あの「気持ちいい」感覚は必ず戻ってきます。そう、サウナは決して裏切らないのですから。

Part 3

血管だけじゃない！サウナがもたらすトータルケア

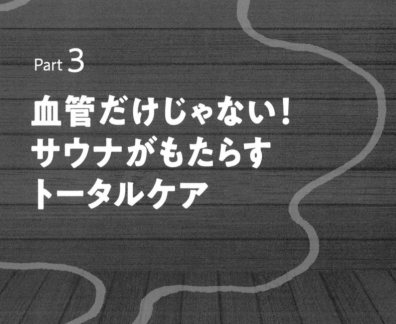

サウナで体も心も回復する理由

ここからは、まだまだ存在するサウナの医学的なメリットについて解説していきます。まずは、疲労回復効果についてです。私たちが日々感じる疲労感には、大きく分けて「肉体疲労」と「精神疲労」の2つがあります。

医学用語では、肉体疲労のことを「末梢《まっしょう》性疲労」といいますが、簡単にいえば、体を酷使した結果、筋肉が疲れてそのパフォーマンスが低下した状態を指します。

過度な活動や運動をおこなうことによって、筋肉に蓄えていたエネルギーを使い果たしてしまい、血液の流れが悪くなります。そのため、筋肉を動かす「体性神経」という神経から筋肉への神経伝達に遅れが生じて、筋肉のパフォーマンスが低下してしまうのです。

一方の精神疲労は、医学用語で「中枢《ちゅうすう》性疲労」と呼ばれます。

中枢性疲労とは、ズバリ脳の疲れのことで、主な原因は脳を酷使することなどによる精神的ストレスです。長時間あるいは過度な緊張を強いられると、脳の細胞がダメージを受けてしまい、ぐったりとした疲れを感じてしまうのです。

肉体疲労であるか、精神疲労であるかを問わず、疲労を感じているとき、自律神経の活動においては**副交感神経の機能が低下するだけでなく、交感神経の機能も低下するため、そのまま放置すれば自律神経の活動力が急降下してしまいます。**

また、**私たちが「疲れた……」と感じるのは、心身から発せられる大切なサイン**でもあります。心や体に過度の負荷がかかり、そのままでは健康上に害をもたらすため、疲労を感じさせることで休養の必要を伝え、意図的に身体のパフォーマンスを低下させているのです。

もしも、私たちが疲労を感じなくなったとしたら、知らず知らずのうちに脳や筋肉を酷使し続けてしまい、すぐに心身を壊してしまうことでしょう。

さらにもうひとつ、日常に多い疲労といえば、目の疲れである「眼精疲労」もあります。

一般的な眼精疲労は、酷使による単純な目の疲労のほか、先に挙げた肉体疲労や精神疲労が影響するものがあります。目がかすむ、視界が二重に見える、涙が出る、まぶしいなどという目の症状のほかにも、頭痛や肩こりをともなうことも少なくありません。

実は、ここに挙げた3つの疲労、**肉体疲労と精神疲労、眼精疲労、そのすべてを予防・改善するためにサウナはとても有効**です。

その理由は、**サウナには血流障害を解消し、睡眠の質を向上させるパワーがある**からです。

まず、筋肉のこりの原因となる「血液のうっ滞」を解消して血行を促進することで、肉体疲労を改善します。

さらにリラックス時に優位になる副交感神経の働きをアップさせ、睡眠の質を高めることにより、肉体疲労だけでなく、精神疲労も癒します。その結果、眼精疲労も解消することができるでしょう。

ぐっすり深く眠ることができれば、ストレスによる心身のダメージを修復する「成長ホルモン」がしっかり働いてくれるため、あらゆる疲労を解消することができるのです。

疲労を回復させるための睡眠については、135〜143ページでくわしく解説します。

血流を促して腰痛・肩こりを予防・改善！

サウナは、腰痛や肩こりの予防・改善にも大変効果的です。

その理由は、**サウナによって血液の流れをよくすることで、腰痛や肩こりの原因のひとつである血流障害を改善できる**からにほかなりません。

腰痛は、実に日本人の80％が経験するといわれる症状で、もはや国民病といっても過言ではありません。

特別な病気が原因となる腰痛は極めて稀で、ほとんどの腰痛には心配する原因があるものではないのですが、腰の痛みはQOL（クオリティ・オブ・ライフの略。文字どおり「生活の質」を差す言葉）を低下させるため、腰痛を患う人にとって痛みは深刻な症状といえます。

最も一般的な腰痛は、専門用語で**「慢性腰痛」**と呼ばれます。

慢性腰痛の主な原因は、負担のかかる悪い姿勢を続けた結果、脊柱起立筋《せきちゅうきりつきん》という背中の筋肉がこり固まることで、周辺の筋肉の血行が悪くなってしまうことです。血液の流れが悪くなって、筋肉の細胞が酸欠状態に陥ってしまい、疲労物質が蓄積することで慢性的な痛みが出ます。

ちょっとした動きをしただけで、あるいは咳《せき》やくしゃみをしただけで、突然腰に強い痛みが出る「ぎっくり腰」は、専門用語で**「急性腰痛症」**と呼ばれます。原因は、こり固まった患部の筋繊維やじん帯が断裂を引き起こす、あるいは背骨を形成する椎間板《ついかんばん》がズレてしまうことで神経が刺激を受けたり、圧迫されたりすることで強い痛みが出ます。

慢性腰痛と急性腰痛症の原因には、ともに血行の悪化による筋肉のこりがあるため、血液の流れをよくするサウナは、その予防・改善に大変効果的であるといえます。

肩こりにおいても、同じことがいえます。

肩こりの主な原因は、デスクワークなどで長時間同じ姿勢をとり続けることによって、肩まわりの筋肉の動きが少なくなり、肩周辺の筋肉がこり固まることで「血液のうっ滞」が起こる血流障害です。

肩こりは、肩のほかに首や背中の一部などでも起こりますが、首や体幹の上部は全体重の10％程度を占める頭部を支える土台であり、またさまざまな動きをする両腕とも連動する部分であるため、日常的に大きな負荷がかかっています。

つまり、肩こりが起こる肩や首、背中の一部の筋肉は緊張状態が継続しやすく、こり固まりやすいのです。

サウナに入る習慣によって日々血液の流れを促せば、肩や首、背中の一部で起こる肩こりは劇的に改善できるはずです。

また、サウナ中に94～106ページで紹介しているストレッチを合わせておこなえば、さらに大きな効果が期待できると思います。

最後に、サウナが腰痛と肩こりの予防・改善に役立つことを裏づけるお話しをします。

腰痛や肩こりになったときに、東洋医学の手法である「鍼《はり》」による治療を試みたことがある人もいると思います。

なぜ、鍼を打つことで腰痛や肩こりの痛みや重みが改善されるのかというと、それは鍼治療が自律神経の働きと深い関係にあるからなのです。

実は、腰痛や肩こりを引き起こしている患部につながる**経絡《けいらく》に鍼を打つと、副交感神経の働きが向上する**のです。鍼治療では**鍼を打つことによって副交感神経の働きを高め、血管を拡張することで血液の流れを促進させる**わけです。血行をよくすることで、腰痛や肩こりの原因となる「血液のうっ滞」が解消され、その痛みや重みが改善するのです。

鍼治療後は、少し頭がボーッとして眠くなることがありますが、それは副交感神経が優位になることを示しています。

一方、サウナ後に眠くなるという人も多いと思いますが、これも副交感神経が優位になっている証《あかし》です。

つまり、**サウナと鍼治療は、それぞれ手法は違ってもその目的や効果は同じ**というわけです。

「サウナ後は寝つきがいい」には医学的根拠があった

「夜、なかなか寝付けない……」
「夜中に何度も目が覚めてしまう……」
「朝、目覚めても体の疲れがとれない……」

日本人の5人に1人、60歳以上の高齢者では3人に1人が、何らかの不眠症を抱えているといわれています。不眠症の問題を考えるときには、もちろん睡眠時間が十分であるかという問題も無視できませんが、何より「睡眠の質」の良し悪しについて見直してみる必要があります。

では、「睡眠の質」とは、どんなことをいうのでしょうか。

仮に睡眠時間を7時間と仮定すると、およそ入眠から3時間を前半部、その後の4時間を後半部として分けることができ、前半部と後半部はそれぞれ、体の中では睡眠中に異なる作業がおこなわれています。

睡眠時には、「レム睡眠」と呼ばれる浅い眠りと「ノンレム睡眠」と呼ばれる深い眠りが約90分サイクルでくり返されます。

入眠からおよそ90分後に現れるノンレム睡眠が最も深い眠りのピークとなり、その後、レム睡眠とノンレム睡眠はともに、徐々に浅くなりながら朝目覚めることになります。

つまり、前半部の3時間では、レム睡眠とノンレム睡眠が2サイクル現れるわけですが、このタイミングで現れる2回のノンレム睡眠が、最も深く眠っているタイミングということになります。

この前半部の深い眠りのとき、私たちの体の中に**「成長ホルモン」**が分泌されます。

成長ホルモンはその名のとおり、赤ちゃんから大人になるまでは、人間の脳の発達や体格の成長を促すために働きますが、実は、成人したあとは、**日中に受けたさまざまなストレスによって、心身が負ったダメージを睡眠中にメンテナンスする役割を果たす**ようになります。

レム睡眠とノンレム睡眠のサイクル

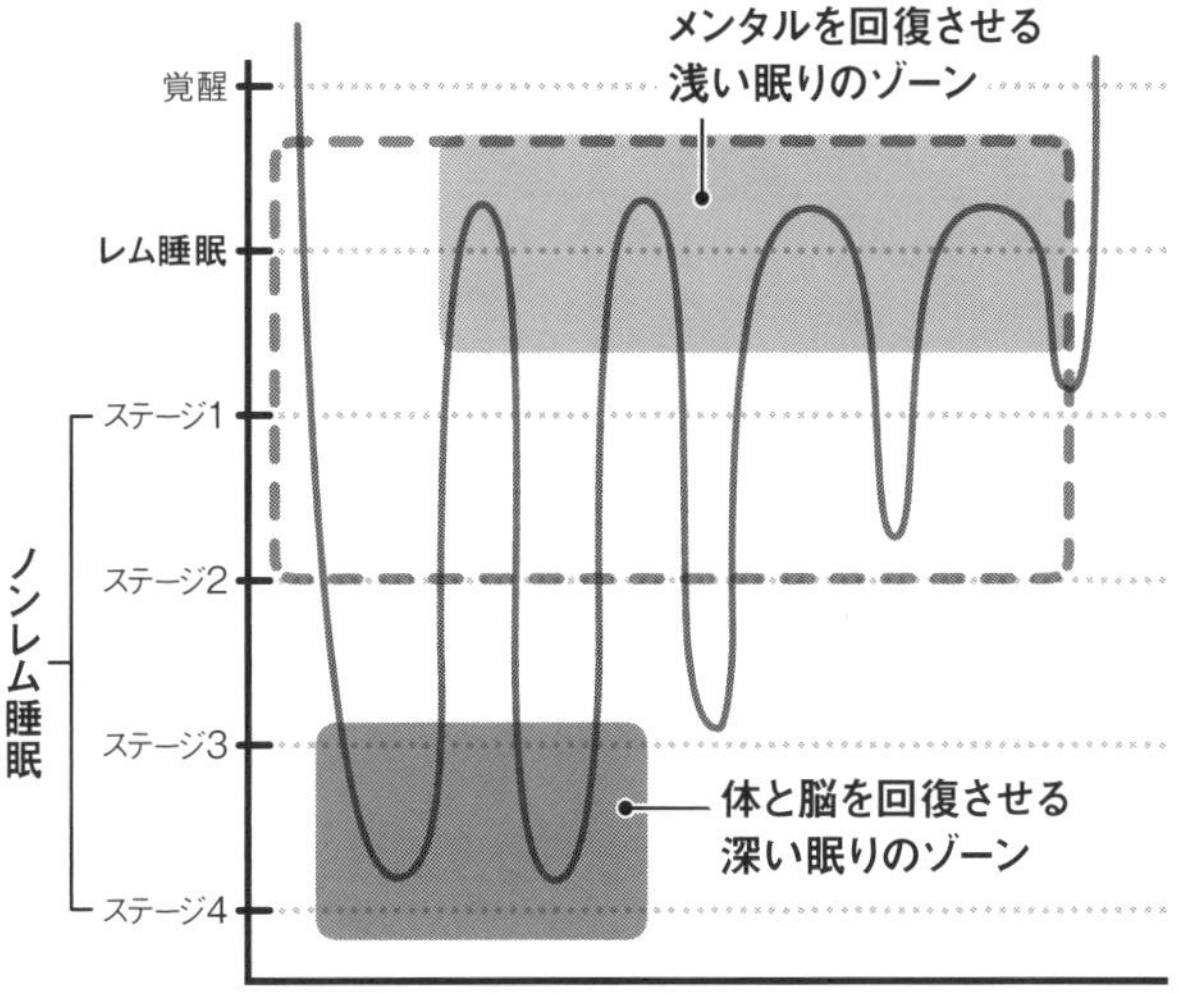
覚醒
レム睡眠
ステージ1
ステージ2
ステージ3
ステージ4
ノンレム睡眠
メンタルを回復させる
浅い眠りのゾーン
体と脳を回復させる
深い眠りのゾーン

出典:『ぐっすり眠れる睡眠の本』(枝川義邦監修、宝島社)の図を参考に作図

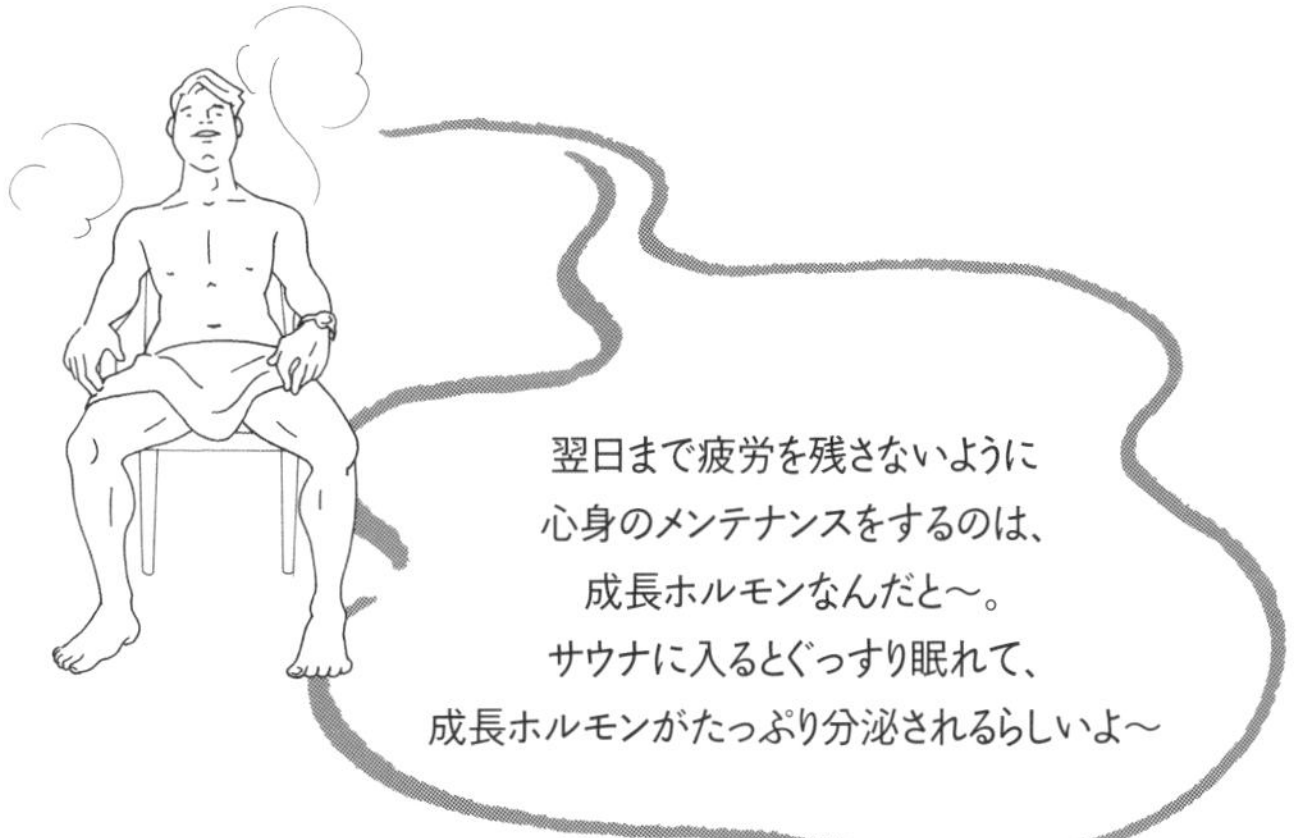
翌日まで疲労を残さないように
心身のメンテナンスをするのは、
成長ホルモンなんだと〜。
サウナに入るとぐっすり眠れて、
成長ホルモンがたっぷり分泌されるらしいよ〜

この成長ホルモンはほぼ睡眠中にしか分泌されないホルモンで、最も多く分泌されるのは入眠後の3時間のタイミングなのです。

つまり、この**入眠後の3時間に、心身のダメージを修復してくれる成長ホルモンが分泌される深いノンレム睡眠がしっかり現れることこそが、質の高い睡眠といえます。**

そしてサウナには、この質の高い睡眠に私たちを誘ってくれる効果があります。その理由は、サウナが自律神経と体温の変化に影響をおよぼすためです。

睡眠の質を高めるためには「外気浴」が大切

血液の流れをコントロールする自律神経には、「日内変動」と呼ばれる1日の変動サイクルがあることは、87ページでも説明しました。左の図のとおり、朝と夕方の1日2回、交感神経と副交感神経のバランスが大きく切り替わります。朝は副交感神経から交感神経

自律神経の日内変動

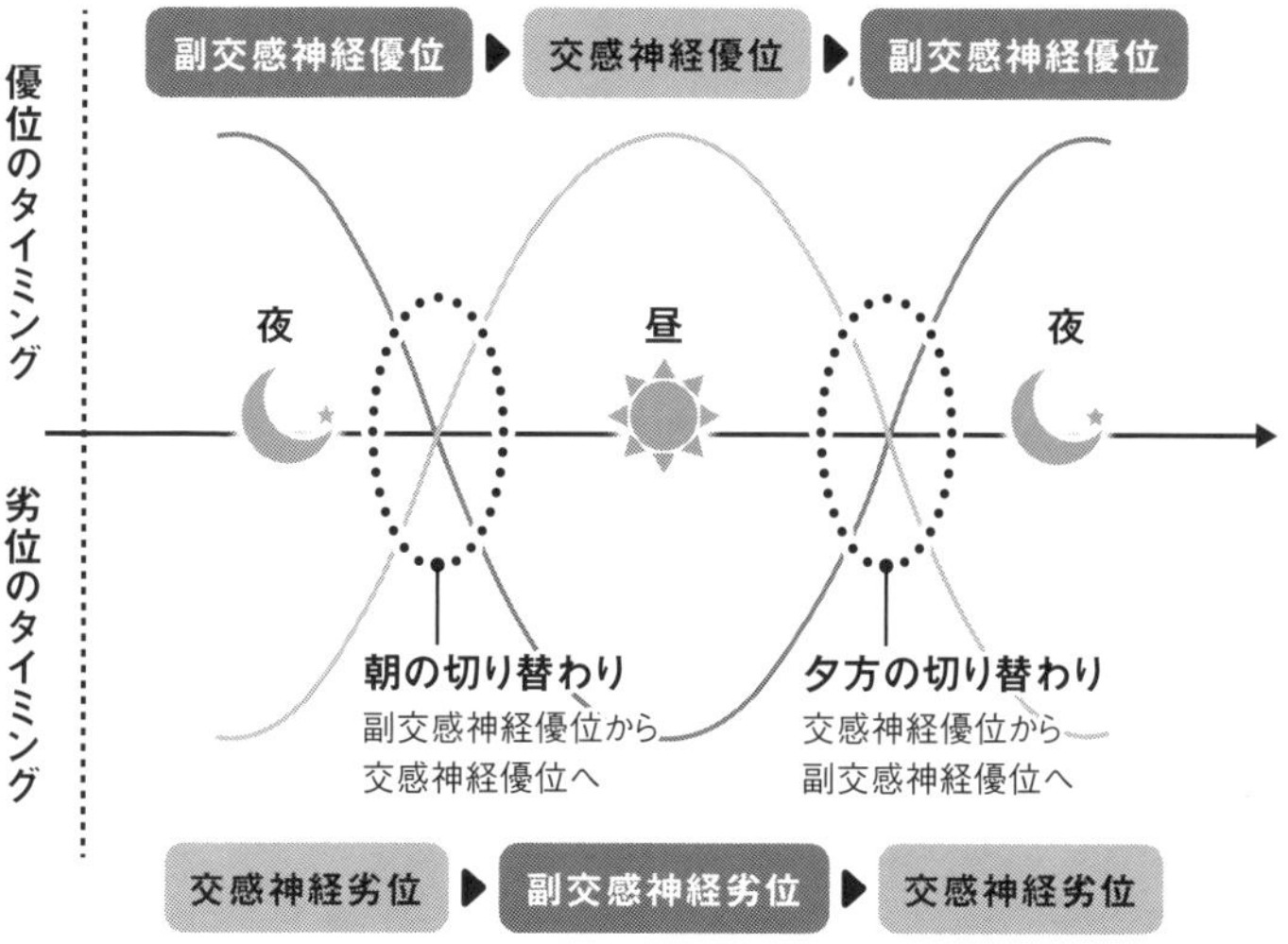
優位のタイミング
劣位のタイミング
副交感神経優位
交感神経優位
副交感神経優位
夜
昼
夜
朝の切り替わり
副交感神経優位から
交感神経優位へ
夕方の切り替わり
交感神経優位から
副交感神経優位へ
交感神経劣位
副交感神経劣位
交感神経劣位

出典:『体の健康備忘録』(栗原毅監修、宝島社)の図を参考に作図

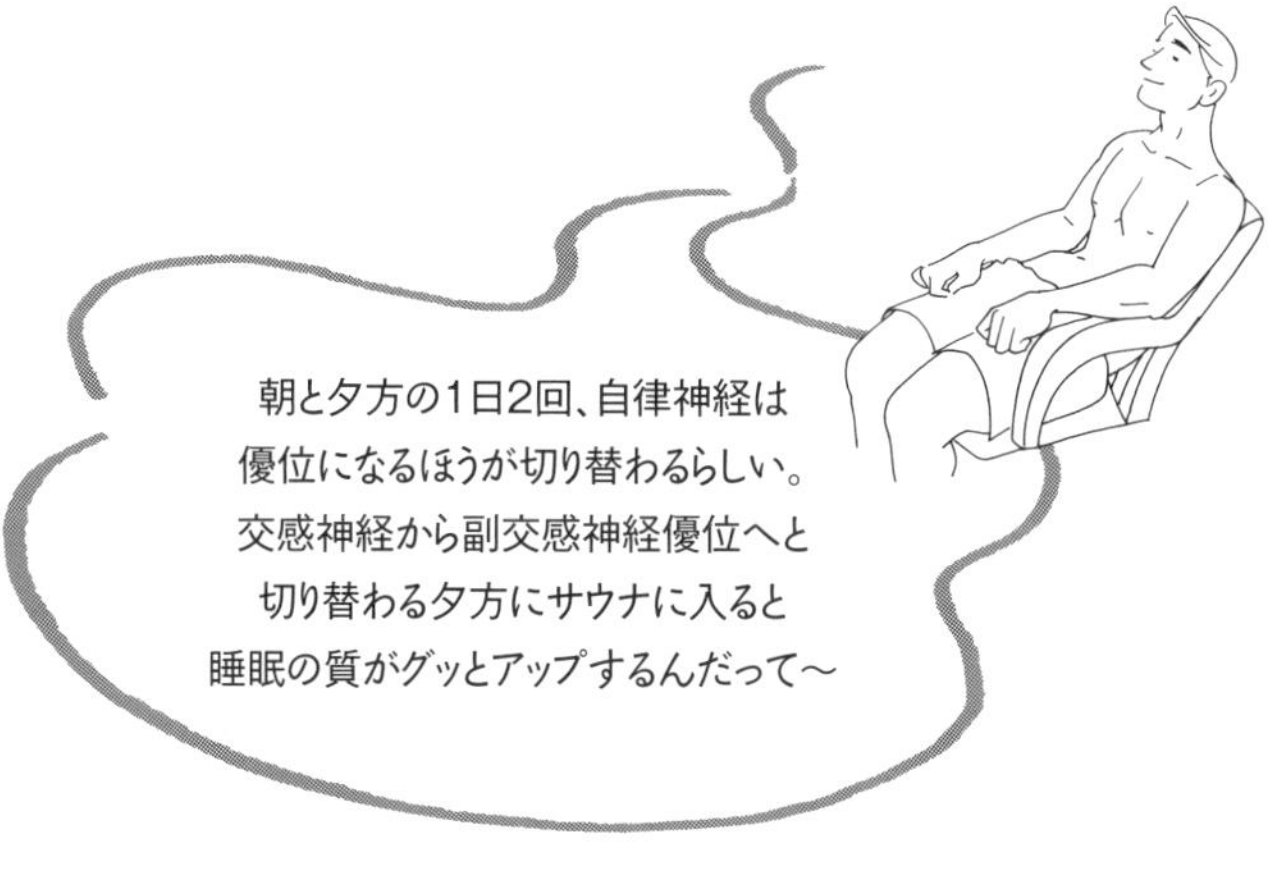
朝と夕方の1日2回、自律神経は
優位になるほうが切り替わるらしい。
交感神経から副交感神経優位へと
切り替わる夕方にサウナに入ると
睡眠の質がグッとアップするんだって〜

へと優位が変わることで活動しやすくなり、夕方は交感神経から副交感神経へと優位が変わることで、夜ぐっすり眠る準備をします。

実は、この**夕方のタイミングにサウナに入ると、交感神経から副交感神経への切り替えがスムーズになり、成長ホルモンがしっかり分泌された深い眠りを得やすくなる**のです。

日中は、交感神経が優位になることで毛細血管を収縮させ、血液を体の中心部である臓器や脳に多く集めます。

このとき、「深部体温」と呼ばれる体の中心部の体温が上昇して、体は活動しやすくなり、脳では思考のめぐりがよくなります。

夜間は、副交感神経が優位になることで毛細血管を拡張させ、血液を皮膚に近い末梢の血管に多く集め、外気によってその血液を冷ますことで熱を放散して体温を下げます。

このときは、「皮膚体温」と呼ばれる体の表面の体温は上昇しますが、その熱は放散され、体の中心部は血液が少なくなるため深部体温は低下します。

私たちの体は、**深部体温が低下すると休息モードとなり、眠気を覚える**ようになります。

深部体温と皮膚体温の関係

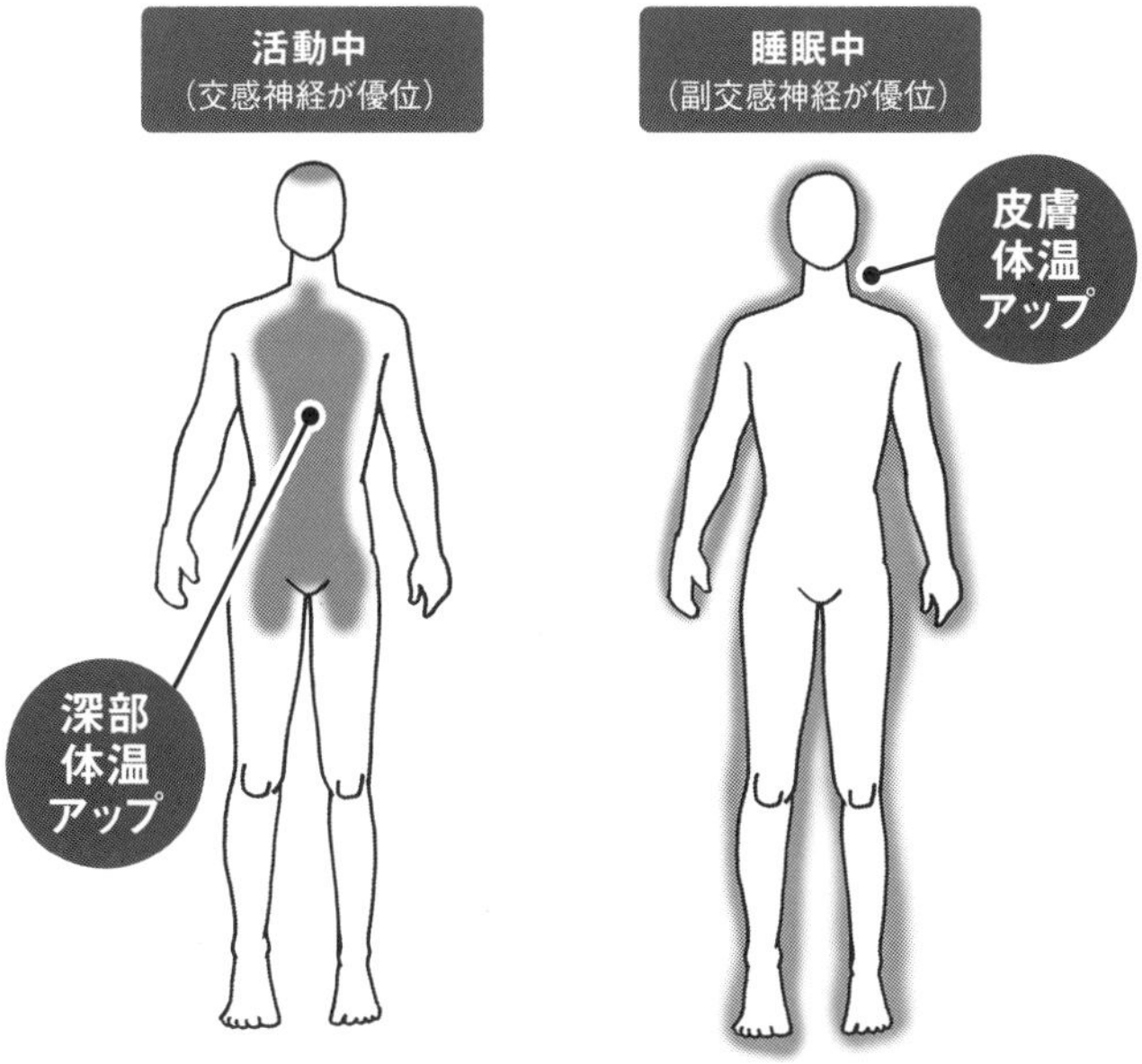
活動中
（交感神経が優位）
睡眠中
（副交感神経が優位）
皮膚
体温
アップ
深部
体温
アップ

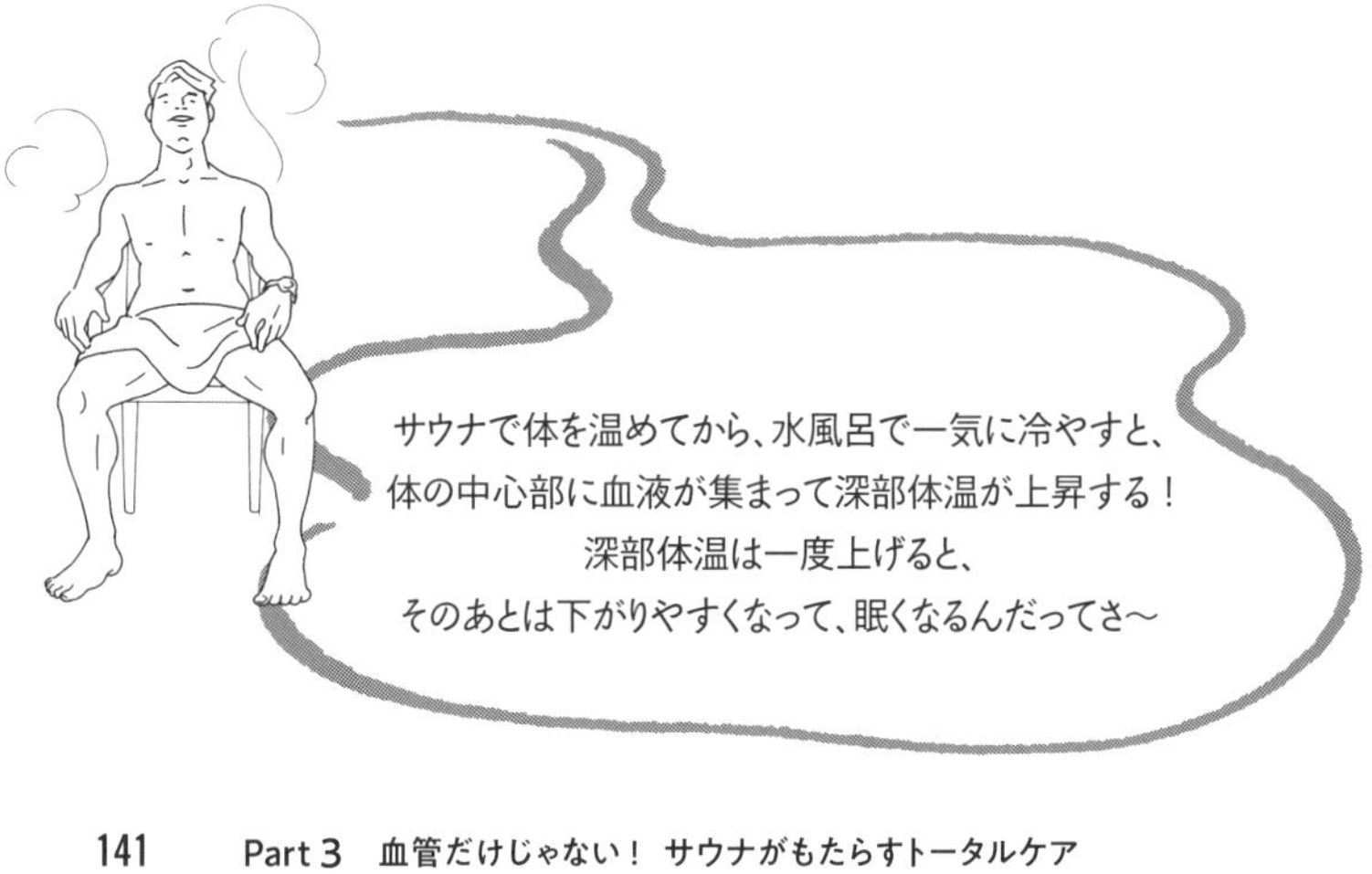
サウナで体を温めてから、水風呂で一気に冷やすと、
体の中心部に血液が集まって深部体温が上昇する！
深部体温は一度上げると、
そのあとは下がりやすくなって、眠くなるんだってさ〜

つまり、副交感神経を優位にすることで毛細血管を拡張させ、深部体温を低下させれば、夕方から夜に向けて眠気が増して入眠しやすくなり、睡眠の質は高くなるわけです。

深部体温は、一度上げてからのほうが低下しやすくなるという特徴があるため、**サウナによって体をジワジワ温めてから水風呂に入ることで体の中心部に血液を集め、いったん深部体温を上げると、その後は夜にかけてスムーズに体温が下がり、ぐっすりと眠れる**ようになるのです。

ただし、このときに**大切なことは、水風呂から出たあとに外気浴や脱衣場で十分に休み、体を平常モードに戻すこと**です。

水風呂から出たばかりのタイミングでは、サウナの熱さと水風呂の冷たさによって、交感神経が強く働いています。いわば体が興奮状態にあるため、このままでは副交感神経が優位になりにくいまま夜を迎えてしまい、逆に入眠しにくくなってしまいます。

サウナと水風呂によって刺激を与えた交感神経を落ち着かせるため、必ず外気浴や脱衣場でゆったりと休憩するようにしましょう。

副交感神経が優位となってしっかり働き、**深部体温が十分に下がって眠気を覚えるのは、いったん深部体温が上がってから約1時間後**といわれています。

つまり、夕方にサウナと水風呂によっていったん深部体温を上げてから、休憩で自律神経を落ち着かせておけば、帰宅後に深部体温がスムーズに低下して自然と眠くなる……というわけです。なるべく夜は静かに過ごすように心がけて、副交感神経がしっかり優位に働くように気をつけましょう。

冷え性にも効果テキメン！

特に女性に多く見られる冷え性は、夜の休息時に皮膚体温が十分に上昇しないために起こる症状のひとつです。

自律神経のバランスが、夕方に交感神経優位から副交感神経優位へと切り替わると毛細血管が拡張して、血液は体の中心部から皮膚に近い末梢の血管へと集められることは前述したとおりです。
このとき、皮膚に近い末梢の毛細血管が十分に拡張していれば、体温を放熱するために皮膚体温は上昇するのですが、何らかの原因によってそれが阻害されてしまうと、皮膚体温が低いままの状態になる……これが冷え性の正体です。

冷え性の主な原因は、次のとおりです。

① 夕方以降も副交感神経が十分に働かず、毛細血管の拡張が不十分である
② 毛細血管のゴースト化が進行している
③ そもそも体温が低過ぎる

①~③の原因を考えてみると、少なくとも①と②は、血液の流れをよくすることで改善することが可能です。
つまり、**①と②はサウナによって予防・改善することができる**といえるでしょう。
③については、糖質や脂質、たんぱく質など、体温を生み出すエネルギー源となる栄養素が欠乏している可能性があります。

特に若い女性は、いわゆる「モデル体型」を理想にしがちで、決して健康的とはいえない過酷なダイエットに陥っている人が少なくありません。

ダイエットの敵とみなされがちな糖分や脂質は、体に必要不可欠な三大栄養素ですので、必ず適量を食事で摂るようにしましょう。

もちろん、③の状態を予防・改善する意味においても、血液の流れをよくすることが重要であることはいうまでもありません。

ぜひ、**バランスのよい食事とサウナ習慣を心がけて冷え性を改善**しましょう。

ダブル効果で便秘・下痢も解消！

72ページで述べたとおり、サウナによって「腸を温める」と腸の調子はよくなります。手術のときにおなかの中を温かい生理食塩水で洗うと、腸の動きや色合いがイキイキとして、明らかに腸がよろこび、元気になるというお話をしましたが、サウナによって体を温めると、腸はこのときと同じ状態になるのだろうと推測します。

また、サウナの熱さと水風呂の冷たさによって自律神経に刺激を与え、血液の流れをよくすることでも腸はよい影響を受けます。

つまり、**腸を温め、さらに血行も同時に促進することで、そのダブル効果により腸を整えることができる**のです。

腸が元気になれば、便を排出するための腸の活動、「蠕動運動」もスムーズになります。


便秘は、排便の回数が少ない、あるいは排便しにくいことで、排出すべき十分な量の糞便を快適に排出できない状態をいいます。

目安としては、排便の回数が週3回未満である、あるいは排便しても残便感がある場合、便秘であると考えたほうがよいとされます。

便秘になる原因はさまざまですが、最も多いのは腸の活動が低下して、蠕動運動が十分におこなわれなくなることで大腸内に便がたまり、便の水分が抜けて硬くなってしまい排便しにくくなるケースです。

長時間、便が大腸内に残ると、便や発生するガスが停滞し、さまざまな不調を引き起こすリスクが高くなってしまうため、便秘は予防・改善しなければなりません。

一方下痢は、内的要因としては主に腸の消化吸収能力が低下することにより、また外的要因としてはウイルスや細菌による食中毒、感染症などのほか、暴飲暴食、冷たいものの摂り過ぎなどにより、本来吸収されるべき水分を多く残したまま排便される状態です。ウイルス、細菌などによるものでなければ、多くの下痢は自然に治癒しますが、便秘と同様に放置せず、積極的に予防・改善したほうがよいでしょう。

便秘や下痢を予防・改善するためには、**腸の健康状態を元気に保ち、腸内細菌叢《そう》（フローラ）を整え、腸内環境をよくする**しかありません。

そのためには、サウナによって腸を温め、血液の流れをよくすることが大変効果的です。もちろん、腸内細菌叢のバランスを整え、腸内環境をよくする効果のある発酵食品や食物繊維を積極的に摂ることも大切です。

便秘や下痢に苦しんでいる人には、ぜひサウナ習慣と食生活の見直しを実践していただきたいと思います。

肌や髪の新陳代謝を促す

肌を若々しく、美しく保つため、あるいは育毛を促すためにもサウナは効果的であるといえます。

若々しく、美しい肌を保つためには、何より皮膚の細胞の代謝サイクルであるターンオーバーを促すことが重要です。ターンオーバーのサイクルが乱れると、肌にシミやシワができやすくなり、また肌が乾きやすくもなります。

ターンオーバーの良し悪しは、血液の流れがスムーズであるかどうかによって決まります。皮膚の細胞周辺にある毛細血管がゴースト化すると、血液の流れが悪くなって酸素や栄養を届けることができず、新しい皮膚の細胞を生み出す力が衰えてしまい、十分にターンオーバーができなくなってしまいます。

ぜひ、**サウナによって自律神経に刺激を与え、血流を促進させることで、いつまでも肌を若々しく、美しく保ってほしい**と思います。

肌のターンオーバー

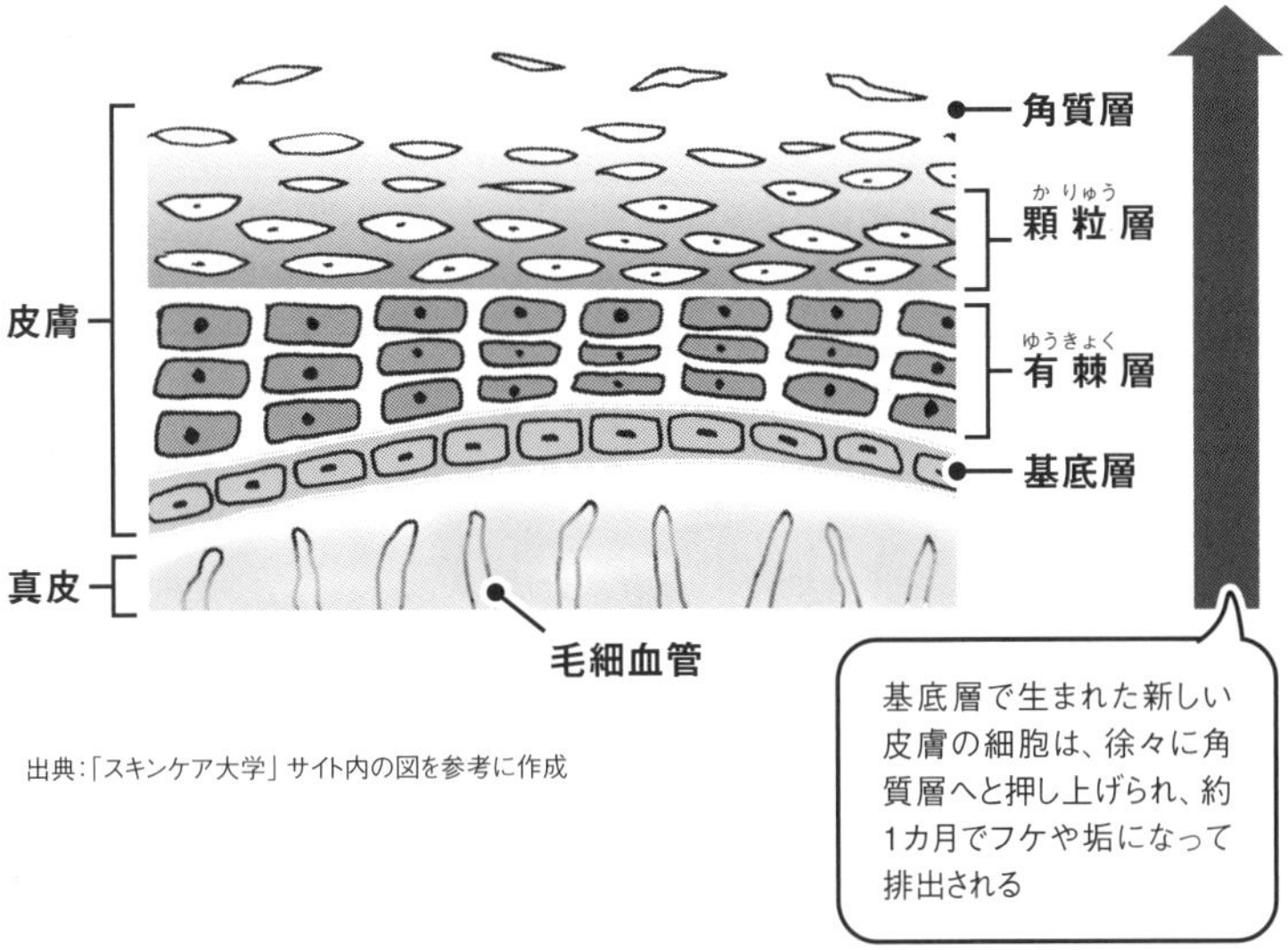
角質層
顆粒《かりゅう》層
有棘《ゆうきょく》層
基底層
皮膚
真皮
毛細血管
基底層で生まれた新しい皮膚の細胞は、徐々に角質層へと押し上げられ、約1カ月でフケや垢になって排出される

出典：「スキンケア大学」サイト内の図を参考に作成

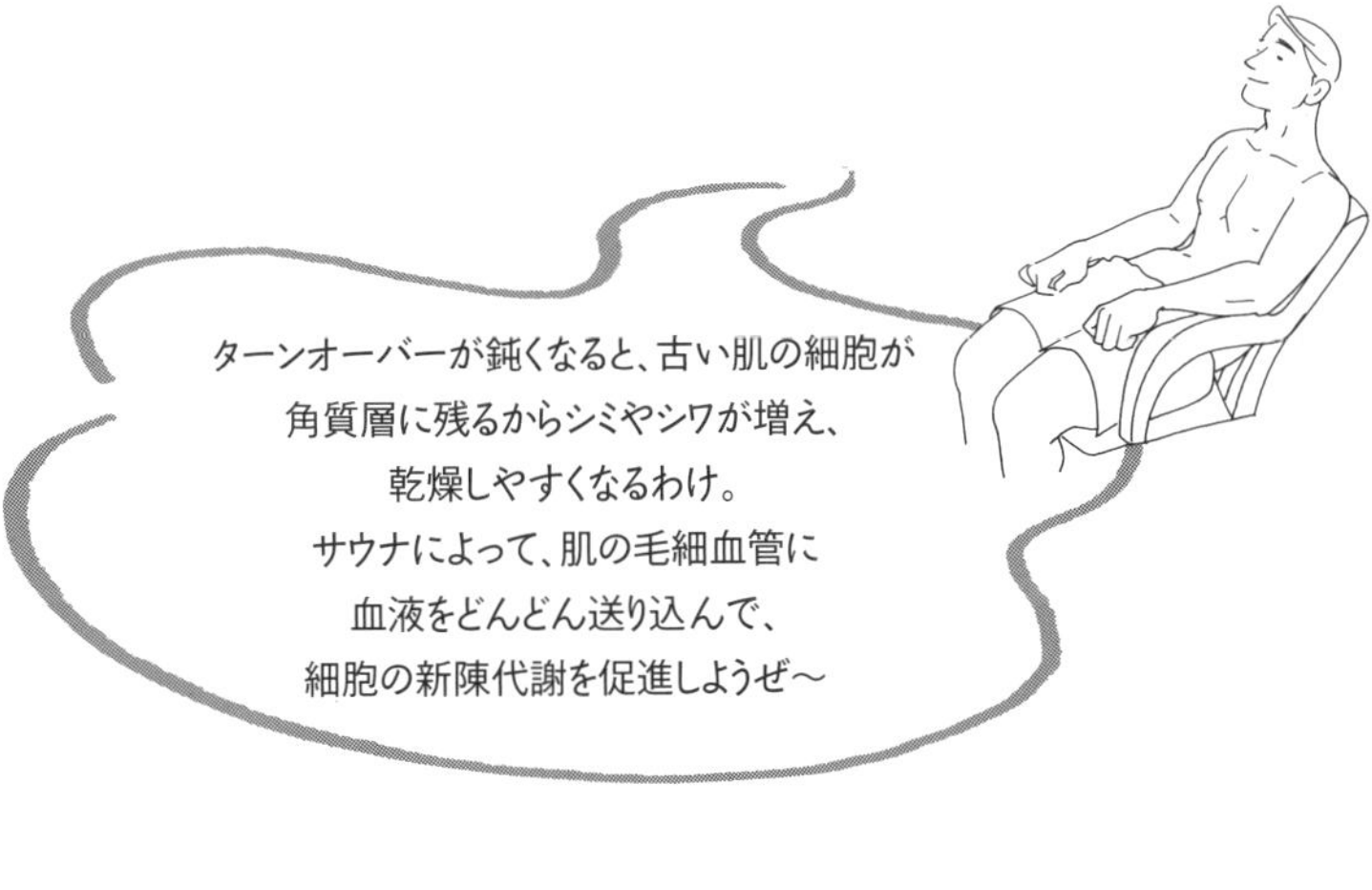
ターンオーバーが鈍くなると、古い肌の細胞が
角質層に残るからシミやシワが増え、
乾燥しやすくなるわけ。
サウナによって、肌の毛細血管に
血液をどんどん送り込んで、
細胞の新陳代謝を促進しようぜ〜

また、**サウナで汗をかく習慣を続けることにより肌の保湿効果**も期待できます。

ただし、やり過ぎは禁物です。過度にサウナに入ると肌が乾き過ぎてしまうだけでなく、火傷《やけど》に近い状態に陥ることもあるので注意しましょう。

また、**頭髪の抜け毛や薄毛になる主な原因は、頭皮周辺で起こる血流障害**です。

新型コロナウイルスに感染した人の後遺症のひとつに脱毛があると報告されているようですが、このケースも私は血流障害が原因であると推測しています。

もちろん、ここでいう**血流障害とは、血液の流れが悪くなること**を指します。

肌のターンオーバーと同様に、頭皮の毛根部にある毛母細胞の周辺の毛細血管がゴースト化することで血液の流れが悪化し、その先の細胞が酸欠や栄養不足の状態となります。その結果、新しい細胞を生み出す力が衰えて、毛髪の新陳代謝が弱ってしまうことが脱毛や抜け毛、薄毛の原因となるのです。

髪の毛を育毛するためには、何より頭皮の血行をよくすることが重要です。ぜひ、**サウナ習慣を始めて、頭皮の血液の流れを促進する**ように心がけてください。

「サウナで痩せる」のウソ・ホント

「サウナに入ると、すぐに痩《や》せられる」

「ダイエットにイイから、サウナに行く」

そんな人は少なからずいると思いますが、**ダイエットを目的としたサウナ利用の効果は単なる思い込みで、実はまったくダイエットになっていないケースが多い**ものです。

確かに何度か「サウナ〜水風呂」をくり返すだけで**簡単に1〜2kgは体重が減りますが、これは体の水分が抜けただけ**でダイエットにはなっていません。その後に水分を摂れば、すぐに元の体重に戻ってしまいます。


ただし、「むくみを取る」という効果はあります。

たとえば、塩分を摂り過ぎたときには、高くなり過ぎた塩分濃度を希釈しようとして、体が水分を血中や組織液内にとり込むため、体内の水分量が増えてむくみが出ます。

このときにサウナで汗をかけば、水分と塩分が体外に排出されてむくみは解消されます。

「サウナに入ると、すぐに痩せられる」

というのは間違いですが、

「サウナに入ると、すぐにむくみが取れて顔がシュッとする」

というのは正解というわけです。


では、サウナにはダイエット効果がないのかといえば、そんなことはありません。

サウナによるダイエット効果は、自律神経に刺激を与え、血行をよくすることで向上する「代謝《たいしゃ》」によって得ることができるのです。

代謝とは、簡単にいえば食事で摂った糖分や脂質などの栄養素を体内で燃やし、生命を維持するエネルギーに変えることです。

代謝の力がパワーアップされれば、肥満の原因となる糖質や脂質をすぐにエネルギーに変えることができるため、脂肪として体に蓄積しにくくなります。つまり、**サウナによって代謝を高めれば、太りにくく、痩せやすい体質になれる**ということです。

さらに、代謝は腸内環境を整えることによっても向上するため、腸を元気にする効果も期待できるサウナは、ダイエットに大変有効であるといえるでしょう。

確かにサウナによるダイエット効果は即効性のあるものではありませんが、長期的に見れば、健康的に痩せられる理想的なダイエットとして利用できると思います。

もちろん、サウナ後に過食や暴飲をしてしまえば、その効果はなくなってしまうので、くれぐれも食べ過ぎ、飲み過ぎには注意してください。

暴飲暴食しないように心がけつつ、日々の生活の中にサウナをとり入れれば、みなさんの体は太りにくく、痩せやすい体質へと変わっていくはずです。

自律神経を整えれば生活習慣病も予防・改善できる

生活習慣病とは、文字どおり生活習慣のあり様がその発症や進行に関与する疾患群のことです。

代表的なものは、**2型糖尿病**、**肥満**、**高尿酸血症**、**高血圧**、遺伝性のものではない**高脂血症**、先天性ではない**循環器病**などです。また、**一部のがん**や**歯周病**なども含まれます。

これらの生活習慣病は、食生活や運動、睡眠、喫煙、飲酒などの習慣がその発症や進行に大きな影響を与えているとされています。

逆にいえば、食生活のバランスを整え、適度な運動を心がけ、質の高い睡眠をとり、喫煙や飲酒の習慣を改めることで、予防・改善することができる病気ともいえるわけです。

ほとんどの生活習慣病は、すべて血管や血液の状態に深く関係している病気ばかりですので、当然、自律神経のバランスを整え、血管や血液、血流のコンディションをよくすることが予防・改善するために必要不可欠です。

つまり、**サウナの習慣によって、あらゆる生活習慣病を予防・改善することができる**といえるでしょう。

サウナで免疫力が高まるヒミツ

サウナは、免疫力を向上させるため、多くの感染症を予防する効果も期待できます。具体的にいえば、その効果は**サウナが血管と血液、血流、さらに腸に対して好影響を与える**ことによって得られるといえるでしょう。

サウナに入ると血液の流れがよくなり、血管や血管内皮細胞が元気になります。白血球の免疫細胞は、スムーズな血流に乗って全身をめぐり、病原菌やウイルスの侵入、がん化している細胞がないかどうか、全身をくまなくパトロールします。病原菌やウイルス、がん細胞を見つければ、たちまち攻撃して、私たちが病気になるのを未然に防いでくれるのです。

このとき、血管内皮細胞からも外敵やがん細胞を攻撃する成分が分泌され、白血球の免疫細胞とともに戦います。

毛細血管が健康であれば、十分な量のリンパ液が染み出して、周辺の細胞から老廃物を排出してくれるデトックス効果も発揮します。

このデトックス効果によって、病原菌に侵されないように細胞を守るのです。

さらにサウナによって腸を温め、刺激を与えることでも免疫力はアップします。

人間の免疫細胞の約70%は腸内に集まっているので、免疫力を高めるためには、腸のコンディションを整えることが必要不可欠なのです。

コロナウイルス感染症に悩まされたこの時代にサウナブームが沸き起こったことは、決して偶然ではないはず……と私は考えています。

こんな時代だからこそ、ぜひみなさんの生活習慣にサウナをとり入れて、免疫力を向上させてほしいと思います。

「脳」のパフォーマンスはサウナでアップする

本書の冒頭にある体験記の中でも、ある男性が、

『サウナを体験してみて、すぐに効果を実感しました。朝にサウナに行ってから仕事をすると、頭がすっきり冴えるのです。この「冴える」という感覚は、「なんとなく視界がくっきり色鮮やかに感じる」「頭の中で考えや言葉が明確にスラスラと浮かび上がる」というイメージです。』

とおっしゃっているとおり、サウナには脳をリフレッシュする効果もあります。

自律神経を専門分野とする私としては、**サウナによって脳がリフレッシュする理由は、やはり脳血管内の血流がよくなることにある**と考えています。

Part1の冒頭において、健康とは「血流がよいこと」であるといいましたが、脳もまた同じということです。

その根拠となるのは、脳の血流依存度の高さにあります。

脳の重さは、体重の約2％程度とされていますが、脳内の血管に流れる血流量は、全身の血流量のおよそ15％にも及ぶといわれています。

つまり、脳は大量の血液循環があってこそ正常に機能する、血流依存度の高い臓器であるといえるわけです。

このことから、**サウナによって自律神経に刺激を与え、血液の流れをよくすることで、脳のコンディションが整うことが大いに期待できる**のです。

また、脳がスッキリする効果は、サウナ特有の環境によるところも大きいでしょう。

インターネットやスマートフォンの普及によって、私たちの生活はとても便利になりましたが、その反面、睡眠中以外は休まることなく、さまざまな情報に追われることとなりました。

スマートフォンのアラーム機能で目覚めてから、日中の活動中は片時も離れることのないデバイスの存在によって、あふれるほどの情報が否応なしに耳目に飛び込んできます。

LINEやフェイスブックなどのSNSを通じてのコミュニケーションも、一日中絶えることがありません。布団に入ってからも、入眠するまでスマートフォンを手放さない人も多いことでしょう。

これでは、脳が疲れ切ってしまうだけでなく、交感神経の働きが過多となり、自律神経のバランスも崩れてしまいます。

しかし、サウナという環境は、私たちをデジタルデトックスの状態にしてくれます。スマートフォンが持ち込めないサウナにおいて、あらゆる情報は半ば強制的に遮断され、ひとりで座って目をつむれば、まるで瞑想するときのような状況が訪れます。

このとき、私たちの**脳は氾濫する情報から解き放たれ、のびのびとリラックスすることができる**のだと思います。

また、同時に**血流量がアップすることで、脳細胞に豊富な酸素と栄養がもたらされるわけですから、脳がリフレッシュするのも当然**というわけです。

サウナに入ると**幸せホルモンのひとつであるオキシトシンが分泌され、脳に多幸感を与**

えることも脳のリフレッシュ効果に関与していることはPart1で述べました。サウナに入ったあと、イライラ感がなくなり、頭がスッキリするのも道理なのです。

健康効果だけでなく、サウナには脳をリフレッシュさせ、そのパフォーマンスを高める効果も大いに期待できるのです。

Part 4

教えて小林先生！サウナの疑問Q&A

Q1 医学的におすすめできない「サ飯」とは？

基本的には、好きなものを食べ過ぎない範囲で食べていただければ結構です。

ただし、健康面に配慮すると、**最初に食べる「サ飯（サウナ飯）」は、糖質や脂質が多く含まれるもの、また「GI値」が高いものは避けたほうがよい**でしょう。GI値とは、「グリセミック・インデックス（Glycemic Index）」の略語で、**「食後の血糖値の上昇度を示す指数」**のことです。GI値が高い主な食べものは、炭水化物や甘い菓子、いもなどの根菜類、GI値が低い食べものは、肉や魚、乳製品などのたんぱく質、野菜などです。**血糖値の急激な上昇は、糖尿病リスクを高めるだけでなく、血管の内皮細胞を直接傷つけるデメリットもある**ため、注意が必要です。

サウナに入ると代謝がよくなり、腸からの吸収力が向上するため、最初に糖質や脂質が多いもの、またGI値が高いものを食べると、肥満になりやすく、健康的によくないというわけです。

簡易版・GI値分類表

	低GI（55以下）	中GI（56〜69）	高GI（70以上）
穀類	そば　スパゲティ 押し麦　春雨	玄米 コーンフレーク	白米　パン　もち おかゆ　赤飯
果物	りんご　いちご　メロン グレープフルーツ みかん	パイナップル　柿 ぶどう	ジャム フルーツ缶
野菜	葉物野菜 ブロッコリー ピーマン　きのこ	さつまいも	じゃがいも　里芋 長いも　にんじん
乳製品	牛乳　チーズ ヨーグルト　バター	アイスクリーム	練乳

出典：「山梨県厚生連健康管理センター」サイト内の表を参考に作成

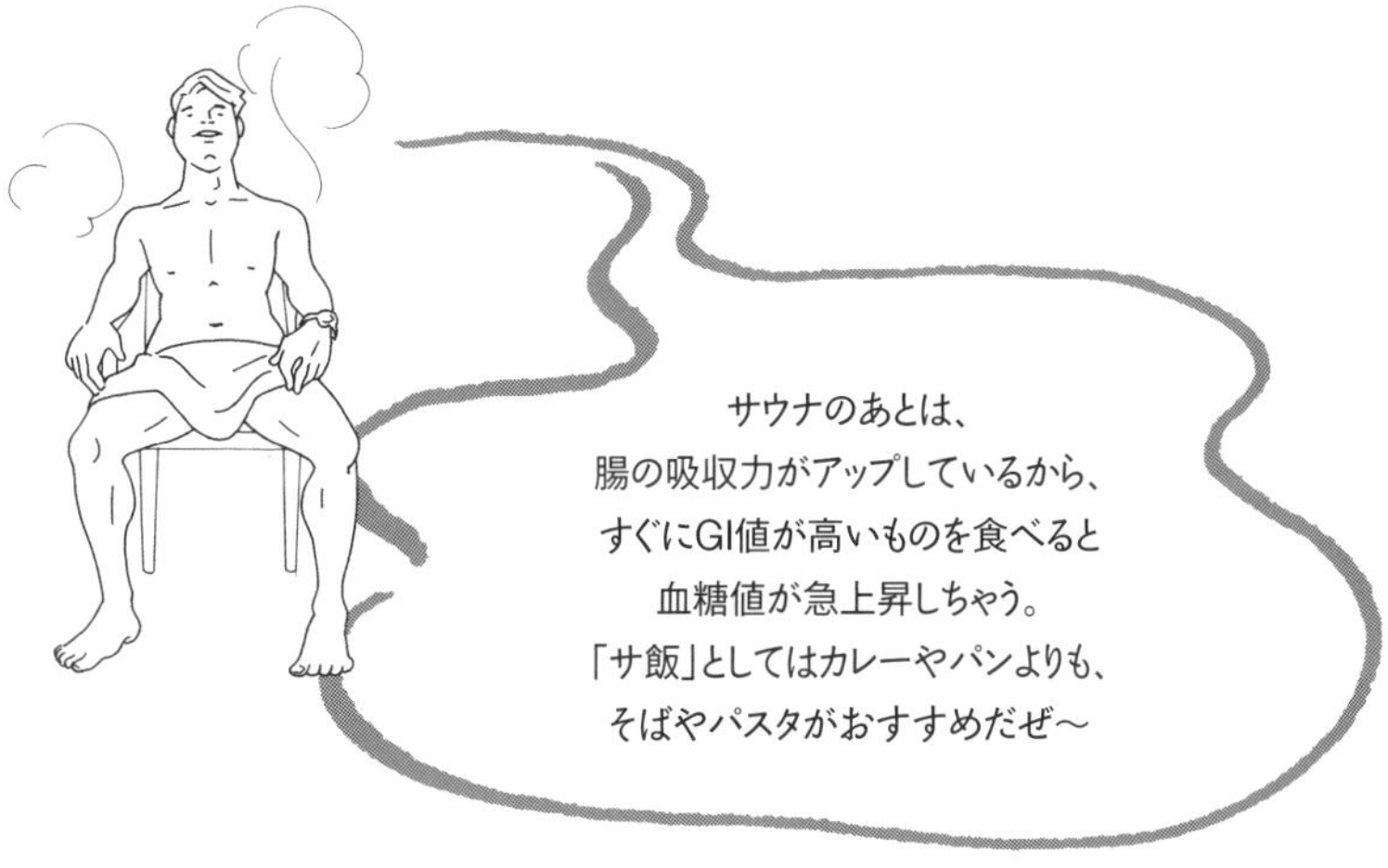
サウナのあとは、
腸の吸収力がアップしているから、
すぐにGI値が高いものを食べると
血糖値が急上昇しちゃう。
「サ飯」としてはカレーやパンよりも、
そばやパスタがおすすめだぜ〜

Q2 「血管の筋トレ」に役立つ「サ飯」とは？

「血管の筋トレ」の効果を考えれば、血糖値の上昇を抑えて肥満を予防・改善するだけでなく、**血液の流れをよくして、腸内環境を整える食生活をおくることが重要**です。

その観点からいえば、**サウナ後に最初に食べるべき「サ飯」には、食物繊維が豊富に含まれる野菜や海藻、きのこなどがおすすめ**です。

食事の最初に食物繊維を摂ると、**「水溶性食物繊維」**が腸の中でゲル状になって腸壁をコーティングすることで、糖質や脂質の吸収を抑えてくれます。また、**「不溶性食物繊維」**は腸の中で水分を吸って膨張し、満腹感を促してくれます。さらに余分な糖質や脂質を絡めとり、腸の蠕動運動を促進して体外に排出し、腸の中をきれいに掃除してくれます。

つまり、最初に野菜や海藻、きのこなどをたっぷり食べてから、たんぱく質や炭水化物を適量摂れば、腸内環境を整えるために役立つというわけです。

「サ飯」では食物繊維を摂ろう

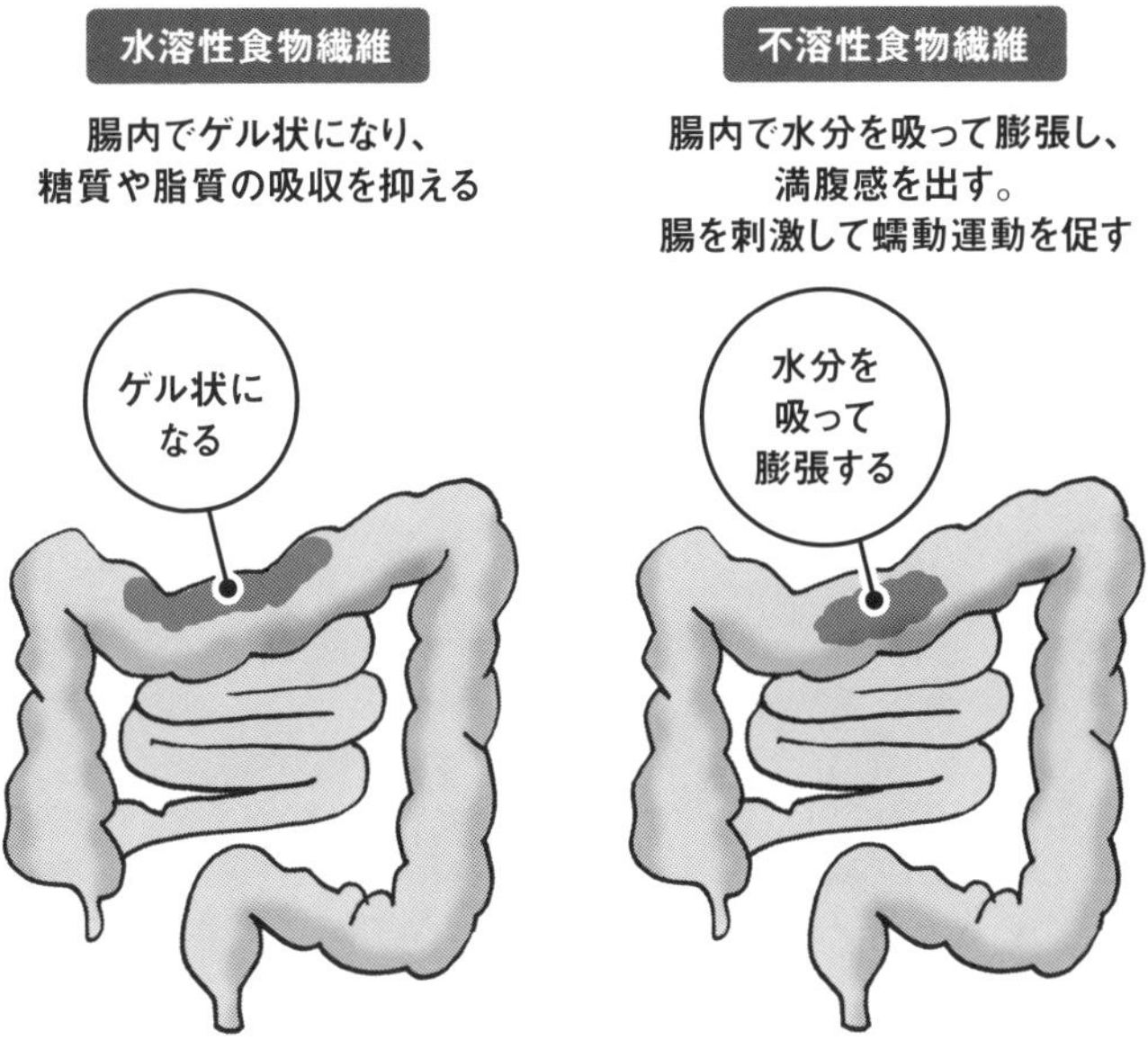
水溶性食物繊維
腸内でゲル状になり、
糖質や脂質の吸収を抑える
ゲル状に
なる
不溶性食物繊維
腸内で水分を吸って膨張し、
満腹感を出す。
腸を刺激して蠕動運動を促す
水分を
吸って
膨張する

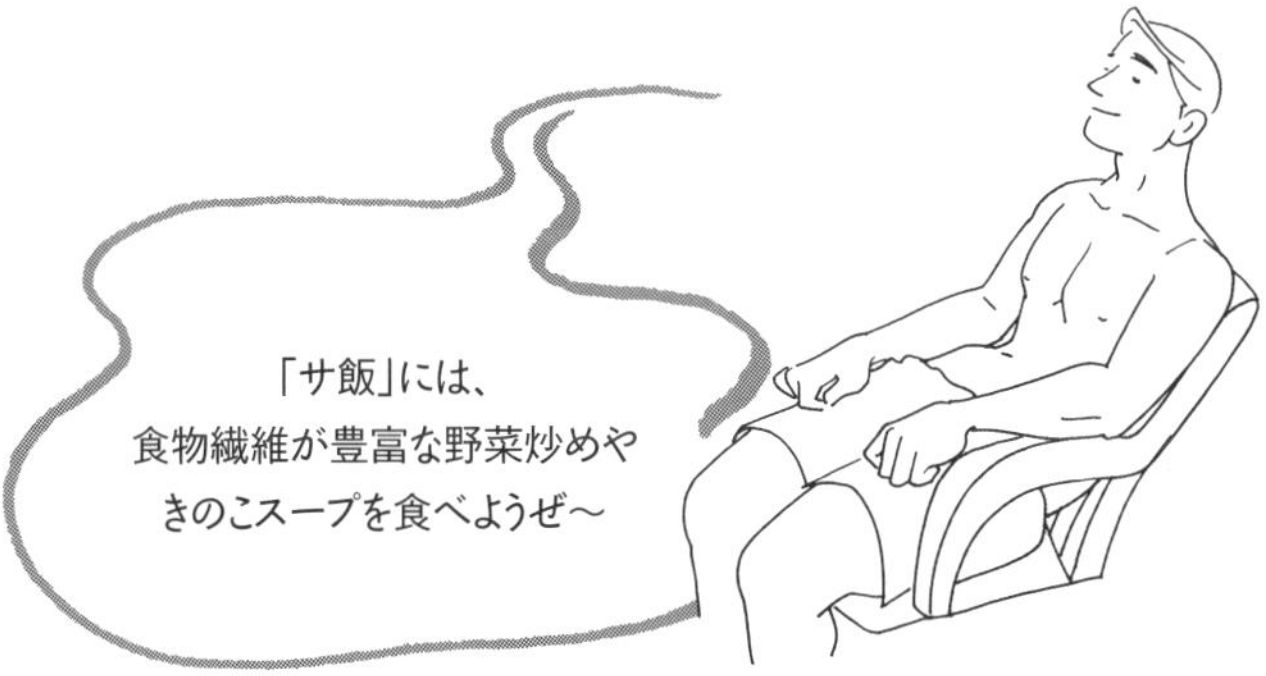
「サ飯」には、
食物繊維が豊富な野菜炒めや
きのこスープを食べようぜ〜

Q3 サウナによるダイエット効果を高める「サ飯」とは？

Part3で解説したとおり、サウナには直接的なダイエット効果はありません。サウナに入ったあとに減った体重は、すべて脱水された水分によるものです。その後、水分補給をすれば、減量分はすぐに元に戻ってしまいます。

しかし、サウナには、糖質や脂質をエネルギーに変える代謝を促進する効果があるため、太りにくく、痩せやすい体質に変えるという意味ではダイエット効果があるといえます。

サウナによるダイエット効果を高めるために、私がおすすめしたいのは、**冷やし野菜を丸ごと食べる「サ飯」**です。前述したとおり、サウナ後に食べる最初のメニューは、食物繊維が豊富な野菜や海藻、きのこなどが適しています。幸い**サウナでととのうと、冷たくて水分が多い食べものがほしくなる**ものです。

そこで、冷やした生野菜……きゅうりやトマト、セロリ、パプリカなどを丸ごとバリバリ食べれば、サウナ効果でおいしく感じますし、咀嚼の数も増えておなかも適度に満たされます。野菜であれば、結構な量を食べてしまっても、問題なく痩せます。ただし、野菜といっても、じゃがいもやカボチャ、にんじんなどの根菜、とうもろこしなどは、糖質が多く、GI値も高いのでダイエットには不向きです。食べるときは控えめに……。

もちろん、わかめサラダやメカブなどをたっぷり食べるのもおすすめです。海藻やきのこの場合は、咀嚼が増えなくても、食物繊維が大変豊富なため、腹持ちもよいはずです。もし物足りなければ、そのあとに少量のおにぎりやパンを食べてもよいでしょう。

Q4 サウナに入ると味覚が鋭くなるのは本当？

サウナに入ったあとは、味覚が鋭くなって食事がおいしく感じるというのは事実です。

その理由は、サウナが自律神経に刺激を与えることで、血液の流れがよくなるからです。**サウナによって、脳内の血流量が増えることで脳の働きが活性化するため、味覚だけでなく、五感のすべてが冴えます。**

味覚が鋭くなるので、サウナ後の食事ではドレッシングやマヨネーズをかけなくても、素材そのものの味がおいしく感じられますし、薄味に調理された料理でも十分満足できるようになります。

一方で**塩分が高いものを食べても、塩辛く感じない**ということも同時に起こることがあります。この現象は、塩味に鈍感になったわけではなく、サウナ中の発汗によって体内から塩分が排出されるため、体がその失った塩分を取り戻そうとするために起こります。

なんと**汗の中には、1リットルあたり4～5グラムもの塩分が含まれる**そうですから、サウナに入ったあとに体が塩分をほしがるのは当たり前なのです。

この場合は、多少多めに塩分を摂取してもＯＫです。

しかし、食べ進めるうちに少しでも塩辛く感じるようになったら、それ以上塩分の高いものを摂るのは控えるようにしてください。**急に塩辛く感じるのは、汗によって失った塩分を十分に取り戻したことを知らせる体からのサイン**だからです。

Q5 サウナのあとに運動をしてもよい？

運動時に体を動かしやすくするウォームアップの目的で、運動前にサウナで軽く体を温める程度であれば問題ありません。

ただし、**サウナでしっかりととのったあとに運動することは、あまりおすすめできません。**

特に夕方は、注意が必要です。サウナ後の自律神経は副交感神経が強く働いて、体はリラックスモードになります。このときに、睡眠を促すホルモンであるメラトニンの分泌量が増えるため、夜になると自然に眠気を覚えて入眠しやすくなり、眠りの質も高まります。

しかし、このタイミングで運動をしてしまうと、交感神経が強く働いてしまうため、入眠しづらくなり、睡眠の質も低下してしまうのです。

副交感神経から交感神経へと優位が切り替わる朝のタイミングであれば、まだよいかもしれませんが、それでもせっかくの「ととのい」が失われてしまうのは、少しもったいないと思います。

つまり、**運動するのはサウナの前に……というのが理想的**であるといえるでしょう。

Q6 サウナのあとに肌が赤くなっても大丈夫？

サウナのあとに肌が赤くなる症状は、サウナーのみなさんの間では「あまみ」と呼ばれ、「ととのい」の証としてもてはやされていると聞きました。サウナに入ると血流が促進されるため、確かにそのような症状が出ることはあると思います。

私の見解では、**肌が赤くなること自体はＯＫですが、その赤みがその後も引かずに長時**

間残る場合には注意をしてほしいと思います。

人間の体には個人差があるため、人によって肌質もさまざまです。血流がよくなると、たとえば「寒冷じんましん」のようにかゆみが出る人もいます。大きな問題ではありませんが、決して体によいとはいえません。

サウナに入ってしばらくすると、ロッカーキーの金属部分は触れられないほど熱くなります。サウナはそれほどの高温ですので、デリケートな肌質の人であれば、ときには肌にダメージを負うことがあることも否定できません。

サウナのあと、**肌の赤みやかゆみなどが長引く人は、一度皮膚科を受診し、医師の見解を聞いてみるほうがよい**でしょう。

私の知人にも肌の弱いサウナ好きの人がいますが、その人はサウナに入る時間を2〜3分と短めに抑え、そのあとに水風呂に入るのをルーティンとしています。それでも十分に健康効果はあると思います。

自分の体に合った無理のないルーティンで、サウナを楽しみましょう。

Q7 自律神経の働きをセルフチェックするには？

「血圧のように、自律神経の状態を毎日チェックしたい」

そんな相談を私は長年受け続けてきました。

確かに、自分の自律神経の働きがどうなっているのかを把握することは、健康上とても大切です。しかし、いままでは一般の人が自分の自律神経の状態を目で見ることはできませんでした。

私が監修して開発された**「CARTE《カルテ》」は、スマートフォンに搭載されたカメラを使って自律神経の働きを数値化できるアプリ**です。測定時間は、わずか1分間です。

測定後は、心拍数、自律神経活動量、自律神経バランスの項目を数値で表し、さらに総合的な健康状態を判定します。私自身も起床時や就寝前、サウナの前後などに測定して、健康管理に活かしています。App Storeのみですが無料で入手できるアプリですので、ぜひ気軽に試してみてください。

自律神経の働きが見られるアプリ「CARTE」

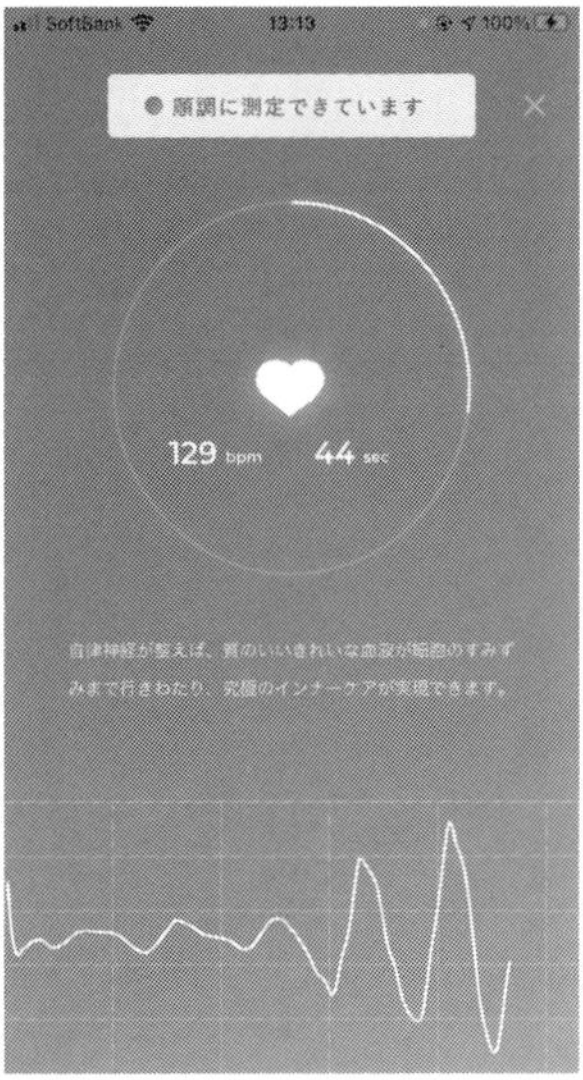
SoftBank
13:13
100%
順調に測定できています
129 bpm
44 sec

※App Storeで「CARTE」と検索してください。
Android版は提供されていません

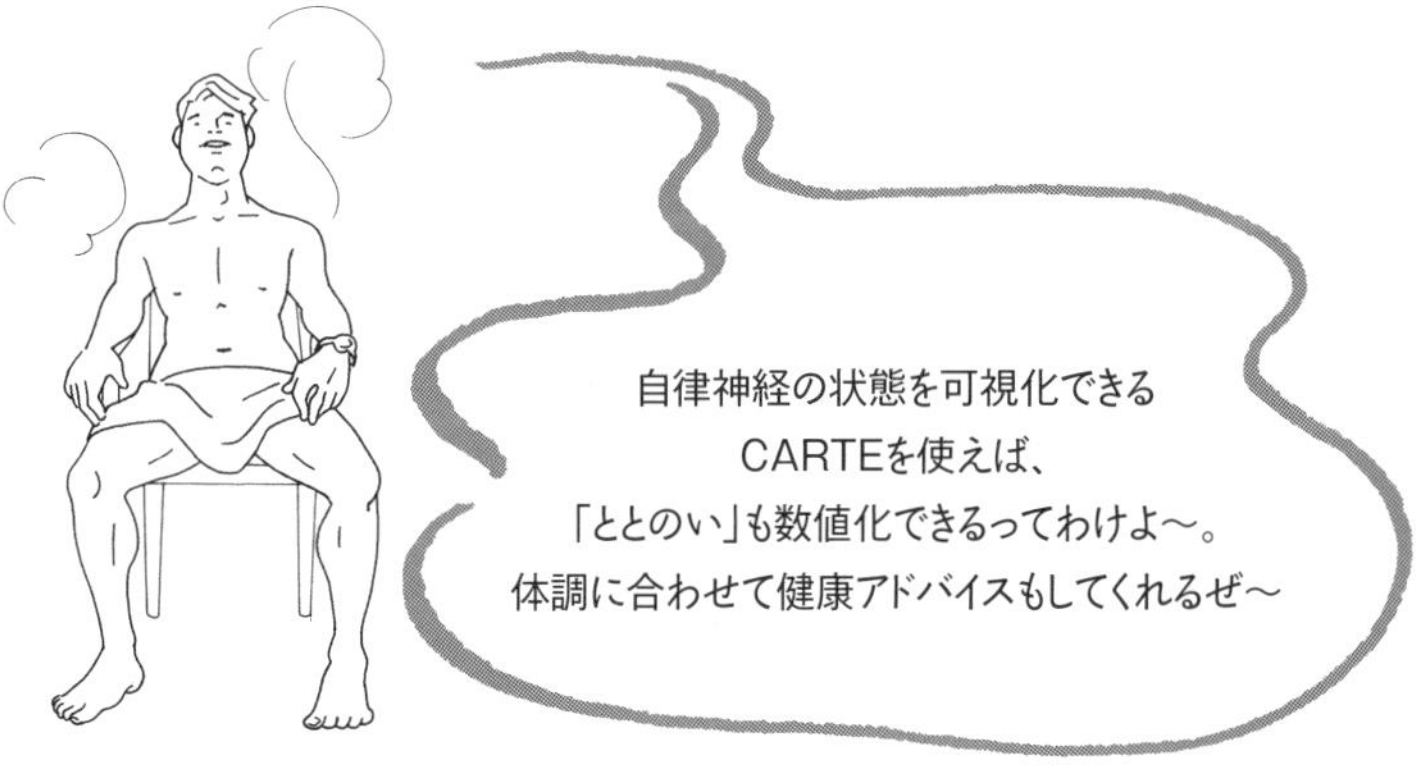
自律神経の状態を可視化できる
CARTEを使えば、
「ととのい」も数値化できるってわけよ〜。
体調に合わせて健康アドバイスもしてくれるぜ〜

あとがき
サウナブームは偶然ではなく、必然だった

サウナーの聖地といえば、やはりフィンランドになるでしょう。

本書を執筆するにあたり、サウナの文化についても少し調べてみたのですが、フィンランドのサウナの歴史は1万年以上もあるそうで、石器時代のフィン人はすでに原始的な移動式サウナを作り、それを狩猟する場所へ持っていっていたというから驚きです。

その頃のサウナは、「ダグアウトサウナ」というものだそうですが、中には「ダグアウトストーブ」と呼ばれるストーブがあって、ロウリュまで行われていたそうです。

2019年から新型コロナウイルス感染症が流行しはじめ、同年末には日本にも上陸し、やがて世界的な大流行となりました。

このパンデミックによって、悲しいことに多くの人々が命を落とすこととなりましたが、人類は果敢に戦い、ようやく光明が見えてきたように思います。

そんな時代の中でも、サウナブームの火が消えることはありませんでした。

プロローグでも触れましたが、コロナ禍の中でサウナブームが隆盛したことは無関係ではありません。これは、確信をもっていえます。

サウナは「血管の筋トレ」であるという私の理念のもと、本書ではその健康効果について、医学的見地から解説しました。

サウナは、この時代に生きる日本人の多くが欲したからこそ、一大ブームとなりました。

サウナとは、ひとつの「救い」でもあるといえるかもしれません。

最後に、サウナがひとりでも多くの日本人の心身を温め、ととのいに導いてくれることを祈りたいと思います。お読みいただき、ありがとうございました。

順天堂大学医学部教授　小林弘幸

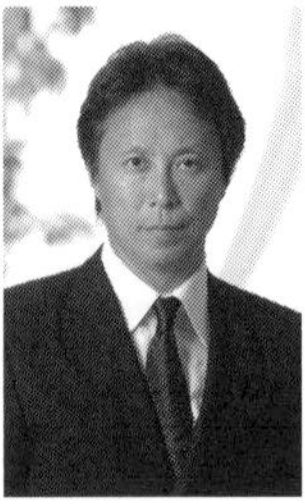

著者 **小林 弘幸**（こばやし・ひろゆき）

順天堂大学医学部教授。日本スポーツ協会公認スポーツドクター。1960年、埼玉県生まれ。87年、順天堂大学医学部卒業。92年、同大学大学院医学研究科修了。ロンドン大学付属英国王立小児病院外科、トリニティ大学付属医学研究センター、アイルランド国立小児病院外科での勤務を経て、順天堂大学小児外科講師・助教授を歴任する。自律神経研究の第一人者として、プロスポーツ選手、アーティスト、文化人へのコンディショニング、パフォーマンス向上指導に関わる。また、順天堂大学に日本初の便秘外来を開設した"腸のスペシャリスト"でもある。You Tubeチャンネル「ドクター小林の健康塾」でも健康情報を発信している。『医者が考案した「長生きみそ汁」』（アスコム）、『なぜ、「これ」は健康にいいのか?』（サンマーク出版）、『医師が考案 小林式 自律神経ストレッチ』（Gakken）など著書多数。

参考文献

『医者が教えるサウナの教科書』（加藤容崇著、ダイヤモンド社）、『人生を変えるサウナ術』（本田直之、松尾大共著、KADOKAWA）、『マンガでわかる 自律神経を整える習慣・運動・メンタル』（小林弘幸監修、池田書店）、『医師が考案 小林式 自律神経ストレッチ』（末武信宏 監修、小林弘幸著、Gakken）、『医者が教える 小林式 お風呂健康法』（小林弘幸著、ダイヤモンド社）、『毛細血管をきたえる本』（根来秀行監修、宝島社）、『強い血管をつくる習慣』（島田和幸監修、宝島社）

医者が教える 心と体が本当にととのう サウナ習慣

2023年4月6日　第1刷発行

著　者　小林弘幸

発行人　土屋　徹

編集人　滝口勝弘

編集担当　神山光伸

発行所　株式会社Gakken
〒141-8416 東京都品川区西五反田2-11-8

印刷所　中央精版印刷株式会社

●この本に関する各種お問い合わせ先
・本の内容については、下記サイトのお問い合わせフォームよりお願いします。
https://www.corp-gakken.co.jp/contact/
・在庫については　Tel 03-6431-1250（販売部）
・不良品（落丁、乱丁）については　Tel 0570-000577
学研業務センター　〒354-0045 埼玉県入間郡三芳町上富279-1
・上記以外のお問い合わせは　Tel 0570-056-710（学研グループ総合案内）

学研グループの書籍・雑誌についての新刊情報・詳細情報は、下記をご覧ください。
学研出版サイト　https://hon.gakken.jp/

＊本書は2021年9月に刊行された『自律神経の名医が教える! サウナのトリセツ』（小社刊）の内容を増補・改定の上、改題し刊行したものです。